Ex Zurück gewinnen- wie Sie nach einer Trennung Ihren Liebeskummer überwinden und die Beziehung mit Ihrem Expartner retten können. Ein Beziehungsratgeber des Beraterteams

Ex Zurück gewinnen- wie Sie nach einer Trennung Ihren Liebeskummer überwinden und die Beziehung mit Ihrem Expartner retten können. Ein Beziehungsratgeber des Beraterteams.

Bibliografische Information der Deutschen Nationalbibliothek
Die Deutsche Nationalbibliothek verzeichnet diese Publikation in der Deutschen Nationalbibliografie;
detaillierte bibliografische Daten sind im Internet über
http://dnb.d-nb.de abrufbar

ISBN: 978-3-03799-100-8 1. Auflage 2011

Herstellung: Books on Demand GmbH, Norderstedt

Verlag: Bluepoint Trading GmbH, Hünenberg

Bilderquellen: Fotolia, Getty Images und eigene.

Inhalt

Liebe Leserin, lieber Leser,

Sie sind von Ihrer Partnerin oder Ihrem Partner verlassen worden und möchten ihn oder sie zurückgewinnen. Den ersten Schritt dazu haben Sie bereits getan, indem Sie diesen Ratgeber erworben haben.

Vermutlich gehen Ihnen im Moment viele Gedanken durch den Kopf und Sie fühlen sich fürchterlich, verlassen und wertlos. Ohne Ihren Ex-Partner scheint Ihr ganzes Leben auf dem Kopf zu stehen, Sie wissen wahrscheinlich nicht mehr ein noch aus und denken im Moment, Sie werden nie wieder glücklich!

Wir möchten Ihnen an dieser Stelle ein Versprechen geben:
Es wird Ihnen in Zukunft wieder besser gehen. Wir werden unser Wissen und unsere Erfahrung einsetzen, um Ihnen dabei zu helfen.

Bevor wir beginnen, möchten wir Ihnen wie bei einem Medikament die uns bekannten Wirkungen und Nebenwirkungen dieses Ratgebers darstellen.

Die gewünschte Wirkung ist, dass Ihr Ex-Partner bzw. Ihre Ex-Partnerin zu Ihnen zurückkehrt. Dieser Ratgeber wurde von Profis geschrieben, die hauptberuflich in der psychosozialen Beratung und Therapie von Menschen mit unterschiedlichen Problemen und Krisen tätig sind. Sie erhalten mit diesem Buch ein mächtiges Werkzeug, mit dem Sie Ihre Chancen maximieren können. Schon viele Menschen haben mit dieser Strategie innerhalb von Tagen oder Wochen den Expartner zurück gewonnen.

Dieses Buch kann und wird Ihnen natürlich nicht versprechen, dass Ihr Ex-Partner oder Ihre Ex-Partnerin sich erneut auf eine Beziehung mit Ihnen einlässt, denn das wäre unseriös und unwahr. Es kann Situationen geben, in denen alles zu spät ist, z.B. wenn nur noch blanker Hass oder Verachtung zwischen Ihnen bestehen. Oder die Beziehung aus der Sicht eines der ehemaligen Partner wirklich vorbei ist. In sehr vielen Fällen, wir behaupten sogar in den allermeisten Fällen, gibt es aber durchaus Chancen!

Sie werden im Laufe des Buches Ihre Beziehung und Ihre Trennung besser verstehen lernen. Dadurch werden Sie zu unterschiedlichen Zeitpunkten jeweils genau das tun, was Ihnen möglich ist. Dies wird Ihnen gut tun, Sie werden sich attraktiver fühlen und, wenn alles wie gewünscht läuft, eine magnetische Anziehungskraft auf Ihren Ex-Partner oder Ihre Ex-Partnerin ausüben.

Sie nutzen durch dieses Buch alle uns bekannten sinnvollen und vertretbaren Möglichkeiten, um eine Beziehung zu retten. Manche Strategien, zum Beispiel wie Sie Ihren Partner zurückerobern, wenn er bereits in einer neuen

Beziehung steckt, sind dabei moralisch gesehen schon fast ein wenig grenzwertig, da sie etwas unfair dem neuen Partner gegenüber sind. Darum möchten wir Sie bitten, diese Techniken nur einzusetzen, wenn Sie wirklich sicher sind, dass Sie Ihren Partner zurückgewinnen möchten.

Falls Ihnen das alles gerade noch etwas zu optimistisch klingt: Lesen Sie ein wenig in unserem Buch und Sie werden selbst in der Lage sein zu erkennen, wie groß Ihre Chancen sind und wie viel Sie bereit sind zu investieren. Häufig berichten uns unsere Leser, dass dieses Buch ihnen sehr geholfen hat und dass sie sich schon allein durch das Lesen erheblich besser gefühlt haben.

Damit ist bereits die erste der beiden häufigsten „Nebenwirkungen“ benannt: es wird Ihnen besser gehen, wenn Sie in der vorgeschlagenen Weise an sich arbeiten.

Sogar für den wenig wahrscheinlichen Fall eines Scheiterns, nämlich wenn trotz intensiver Bemühungen Ihre Ex-Partnerin oder Ihr Ex-Partner nicht zu Ihnen zurückkehren sollte, dann sind Sie bereits gestärkt und ein Stück weit unabhängiger von der Entscheidung Ihres Expartners.

Sie haben dann bereits einen großen Vorsprung gegenüber dem Menschen, der Sie wären, wenn Sie sich noch nicht mit ihrer Trennung auseinandergesetzt hätten.

Es ist keine Binsenwahrheit, sondern etwas, was wir fortlaufend in unseren Beratungssituationen erleben, nämlich die Tatsache, dass Menschen dazu neigen, ihre Beziehungsmuster zu wiederholen.
Darum ist es so oder so von hoher Bedeutung, sich mit der Trennung auseinanderzusetzen. Es fällt dadurch leichter, die Trennung zu akzeptieren. Und das ist ein sehr wichtiger Zwischenschritt auf dem Weg, den Partner (vielleicht) zurück zu gewinnen.

Die zweite „Nebenwirkung" wird Sie möglicherweise überraschen: viele Menschen, die zunächst um jeden Preis den Ex-Partner oder die Ex-Partnerin zurückgewinnen möchten, distanzieren sich zunehmend von diesem Wunsch und stellen fest, dass sie selbst gar nicht mehr zu Ihrem Ex-Partner oder Ihrer Ex-Partnerin zurück möchten.
Besonders Männer haben die zwar bekannte, aber immer wieder aufs Neue verblüffende Fähigkeit, sich in kürzester Zeit von einem wehleidigen Häuflein Elend in einen Casanova zu verwandeln, der sich in eine neue Beziehung stürzt.

Aber auch Frauen sind dazu durchaus in der Lage. Meistens „trauern" sie aber bewusster der alten Beziehung hinterher, um sich dann umso entschiedener und ohne jeden Zweifel der Zukunft zuzuwenden.

Sollten diese Nebenwirkung auch bei Ihnen auftreten, dann können wir gut damit leben, solange es Ihnen damit gut geht! Wir raten Ihnen aber in jedem Fall, sich trotzdem gründlich mit den Wunden zu beschäftigen, die die Trennung hervorgerufen hat und Ihre emotionalen Aufgaben zu erledigen anstatt sie als Altlasten mitzuschleppen.

In allen genannten Fällen zielt dieses Buch darauf ab, dass Sie Ihre Trennung besser verstehen und dadurch innere Freiheiten zurückgewinnen.

Das Buch richtet sich an beiderlei Geschlechter. Wir haben uns entschieden, möglichst immer die Formulierung „Ex-Partnerin bzw. Ex-Partner" zu verwenden. An manchen wenigen Stellen haben wir allerdings aufgrund der besseren Lesbarkeit darauf verzichtet.

Eine letzte Vorbemerkung: wir gehen davon aus, dass ihr Ex-Partner oder Ihre Ex-Partnerin sich von Ihnen getrennt hat, dass Sie also der oder die Verlassene sind. Wenn es andersherum ist und Sie derjenige sind, der sich getrennt hat und nun die Entscheidung rückgängig machen wollen, dann sind die Überlegungen und Ratschläge dennoch genau so für Sie geschrieben, sofern wir nicht ausdrücklich auf das Gegenteil hinweisen.

Nun wünschen wir Ihnen viel Erfolg und hoffen, dass Sie trotz der schweren Situation ein wenig Lust und Freude an diesem Buche finden mögen, vor

allem aber, dass es Ihnen weiterhilft und Sie in Ihrem Ziel voranbringt!
Sollten Sie weitere persönliche Fragen haben, die in diesem Buch nicht beantwortet werden können, so können Sie hier unsere aktuellen Sprechzeiten erfahren:
www.ex-zurueck-gewinnen.de/coaching

Ihr Beraterteam

Buch Eins

1. Der Strategieteil: So geht es los

1.1. Was Sie als Allererstes tun müssen

Sie brennen vor Ungeduld und warten nur darauf, von uns die ultimative Taktik zu erfahren, die Sie noch heute umsetzen können? Als Allererstes müssen Sie sich vergegenwärtigen, dass Sie sehr geduldig sein müssen und Ihre Ziele in aller Regel nur mittel- oder langfristig zu erreichen sind. Es ist nicht von einem Tag auf den nächsten zu einer Trennung gekommen und Sie werden auch nicht an einem Tag alles wieder richten können.
Sollte es wider Erwarten doch sehr schnell gehen, dann lautet die erste Regel, nichts zu überstürzen.

Sie müssen sich also erstmal in Geduld üben. Doch damit nicht genug, haben wir gleich zu Beginn eine der allerschwersten Aufgaben für Sie: **TUN SIE NICHTS !**

Damit meinen wir, dass Sie sich nicht bei Ihrem Ex-Partner oder Ex-Partnerin melden dürfen.

Er oder sie hat sich von Ihnen getrennt. Es ist ganz egal, warum - vermutlich ist es Ihrem Ex-Partner oder Ihrer Ex-Partnerin sehr schwer gefallen und es war ein großer Kraftakt für ihn oder sie. Vielleicht war es das Resultat wochen- oder monatelanger innerer Kämpfe. Das Gesagte gilt auch, wenn es Ihrem Ex-Partner oder Ihrer Ex-Partnerin scheinbar wieder gut geht.

Akzeptieren Sie unbedingt die Distanz, die Ihr Ex-Partner oder Ihre Ex-Partnerin mit der Trennung hergestellt hat!

Wenn Sie das nicht tun, sondern stattdessen Ihrem Ex-Partner oder Ihrer Ex-Partnerin hinterherlaufen und ihn oder sie belagern, dann haben Sie eine extrem geringe Chance, dass Sie erfolgreich sind.

Stattdessen wird der gehende Partner sich bedrängt fühlen und fast reflexartig jede Annäherung abwehren! Vielleicht wird er wütend werden und Sie heftig abblitzen lassen. Oder – und das ist fast noch schlimmer – Ihr(e) Ex empfindet Mitleid mit Ihnen oder macht sich Selbstvorwürfe, weil er oder sie Ihnen immer wieder weh tun und Sie zurückweisen muss.

Dadurch erwecken Sie alles außer der Liebe. Und Sie selbst setzen sich fortwährend zusätzlichen Kränkungen aus und werden noch tiefer als schon bisher in Ihrem Stolz verletzt.

In jedem Fall sind solche Verhaltensmuster und die daraus beim Ex entstehenden Gefühle keine Basis für eine tiefgreifende Erneuerung der Beziehung. Im Gegenteil - Sie treiben Ihren Ex-Partner/ Ihre Ex-Partnerin noch weiter von sich fort und werden schließlich nur noch mit negativen Gefühlen in Verbindung gebracht.

Vielleicht haben wir Sie davon überzeugen können, sich nicht mehr „aufzudrängen“ mit dem Versuch, den anderen umzustimmen. Aber vielleicht fragen Sie sich jetzt, ob Sie nicht „positive“ oder „nette“ kleine Dinge machen können, um dadurch die Gunst Ihres Ex-Partners oder Ihrer Ex-Partnerin wiederzuerlangen?

Nein, auch davon müssen wir Ihnen dringend und aus tiefer Überzeugung abraten. Die Wahrscheinlichkeit ist sehr hoch, dass Sie damit alles noch viel schlimmer machen!

Nur wenn Sie sich sicher sind, dass Sie keine Beziehung mehr wollen, dann ***und nur dann*** können Sie in Erwägung ziehen, ob Sie mit Ihrem Ex-Partner oder Ihrer Ex-Partnerin in Freundschaft verbunden sein möchten und einfach „nur mal so“ anrufen oder gemeinsame Aktivitäten vorschlagen. Sie aber wollen Ihren Ex-Partner bzw. Ihre Ex-Partnerin zurück, daher gilt:

Jede Form der aktiven Kontaktaufnahme, die zum jetzigen Zeitpunkt von Ihnen ausgeht, ist ein Angriff auf die Entscheidung Ihres Ex-Partners, nicht mit Ihnen zusammen sein zu wollen und belastet Ihr Verhältnis!

Wenn Sie sich bisher bereits so verhalten haben, dass Sie aktiv zu Ihrem Ex-Partner Kontakt aufgenommen haben, dann haben Sie trotzdem noch alle Chancen, wenn Sie dieses Verhalten ab sofort einstellen

1.2. So geht es weiter

Es ist ein absolut normales und verständliches Verhalten, dem Ex-Partner oder der Ex-Partnerin, den oder die man zurückhaben möchte, hinterherzulaufen und immer wieder den Kontakt zu suchen. Nur bewirkt es leider das Gegenteil.

Nähe und Distanz sind äußerst wichtige Kategorien in allen menschlichen Beziehungen. Erst wenn die Distanz ihr Recht erhält, kann später wieder Platz für Nähe sein.

Indem Sie in einer Trennungssituation bewusst und richtig platziert für Distanz sorgen, erwecken Sie im Gegenüber fast automatisch das Bedürfnis nach Nähe.

Wenn Sie sich also eine Weile ***nicht*** bei Ihrer Ex-Partnerin melden, dann setzen Sie einen Prozess in Bewegung:

1. Zuerst wird Ihr Ex-Partner bzw. Ihre Ex-Partnerin sich wundern und erleichtert sein, dass Sie sich an die Trennung halten. Das gilt umso mehr, wenn Ihr Verhalten diesem Muster bisher nicht entsprochen hat und sogar komplett entgegengesetzt war.

2. Bald schon wird er bzw. wird sie neugierig werden, was sich bei Ihnen verändert hat. Und eines ist sicher: Sie ***werden*** mit beeindruckenden Veränderungen aufwarten können (dazu kommen wir später).

3. Die nächste große Etappe haben Sie genommen, wenn Ihr Ex-Partner oder Ihre Ex-Partnerin aktiv den Kontakt zu Ihnen sucht.

4. Und im letzten Schritt, den wir Ihnen von ganzem Herzen wünsche, werden Sie ihn oder sie schließlich zurückgewinnen, wenn zwischen Ihnen beiden noch Liebe vorhanden und ein hoffnungsvoller Neuanfang möglich ist.

1.3. So bekommt Ihre Ex die Veränderung mit

Die besten Botschaften nützen nichts, wenn sie nicht zum Adressaten kommen. Natürlich können Sie nicht bei Ihrem Ex-Partner oder Ihrer Ex-Partnerin anrufen und ihm bzw. ihr mitteilen, dass Sie sich erstmal nicht mehr melden werden.

Darum sollten Sie einfach damit *beginnen*, ohne es anzukündigen. Es ist nicht wichtig, dass Ihr Ex- Partner bzw. Ihre Ex-Partnerin schnellstmöglich eine Veränderung bei Ihnen bemerkt. Deshalb ist es ist wichtig, dass Sie schnellstmöglich eine Veränderung Ihres Verhaltens einleiten.

Das Allerwichtigste in der jetzigen Situation ist, dass Sie Ihre innere Einstellung ändern und jetzt damit anfangen, sich nicht mehr zu melden.

Wenn Sie bisher viel Kontakt mit Ihrer Ex-Partnerin oder Ihrem Ex-Partner hatten, dann melden Sie sich konsequent nicht mehr.

Wenn Ihr Ex-Partner oder Ihre Ex-Partnerin sich bei Ihnen meldet, nutzen Sie die Chance: seien Sie freundlich, aber bestimmt. Halten Sie den Kontakt kurz. Und wenn Sie sich noch so sehr anstrengen müssen: Besprechen Sie nur das, weswegen er oder sie angerufen hat. Und halten Sie das Gespräch eher zu kurz als zu lang. Seien Sie nicht unhöflich und wirken Sie dabei nicht

abweisend, sondern versuchen Sie gefasst und einigermaßen locker zu wirken.
Auf gar keinen Fall dürfen Sie streiten, argumentieren oder über Fehler sprechen.

Gestalten Sie das Gespräch möglichst aktiv. Das heißt, Sie sollten das Gespräch so gestalten, dass es nicht zum Streit kommt und nicht zu lang dauert und nicht zu emotional wird. Jedes Gespräch endet früher oder später einmal. **Seien *Sie* derjenige, der zuerst das Signal zum Aufhören setzt! Bedanken Sie sich für den Anruf.** Letzteres ist einerseits ein „Beendigungssignal“ und anderseits ein „Verstärker“, eine Art Belohnung für das Verhalten, dass Ihr Ex-Partner oder Ihre Ex-Partnerin sich gemeldet hat. Wenn Sie diese beiden Impulse gleichzeitig setzen, dann wird dies Ihren Ex Partner oder Ihre Ex-Partnerin zutiefst irritieren auf eine Weise, die Ihnen nur nützlich sein kann.

Eine ähnliche innere Haltung sollten Sie für andere Kommunikationsformen wie SMS oder E- Mail entwickeln. Bestimmen Sie das Thema und den Ton der Unterhaltung. Machen Sie sich rar, lassen Sie den Kontakt auslaufen.

Antworten Sie niemals schnell, sondern lassen Sie den oder die Ex richtig lange zappeln!

Wenn Ihr Ex-Partner oder Ihre Ex-Partnerin nach dem Grund Ihres Verhaltens fragen sollte, sollten Sie natürlich eine bessere Antwort parat haben als: „das steht so in dem Ratgeber <Ex Zurück Gewinnen>“.

Unsere Empfehlung: sagen Sie (möglichst immer) die Wahrheit. Nämlich – sinngemäß und in Ihren eigenen Worten – dass Sie die Trennung akzeptieren müssen und die Zeit und den Abstand nutzen, um über Ihre Beziehung nachzudenken. Denn genau damit beginnen wir im nächsten Kapitel.

Etwas anders ist es bei völliger Funkstille. Hier wird Ihr Ex-Partner oder Ihre Ex-Partnerin notgedrungen nicht so leicht mitbekommen, dass Sie sich nicht mehr melden. Bleiben Sie trotzdem dabei!

Vielleicht wird sich Ihre Ex-Partnerin oder Ihr Ex-Partner früher oder später melden, sei es, um kurz Ihre Stimme zu hören oder unter einem Vorwand oder um z.B. gemeinsame Angelegenheiten zu klären. Auch wenn es dann besonders schwer fällt: nutzen Sie die Chance und setzen *Sie* den Impuls, den Kontakt zu beenden.

Wenn sich Ihr Ex-Partner oder Ihre Ex-Partnerin sich nicht (oder noch nicht) meldet, ist das kein Grund zu verzweifeln und sagt überhaupt nichts über Ihre Chancen aus, ihn oder sie zurückzugewinnen! Sie sollten trotzdem zum jetzigen Zeitpunkt auf eine aktive Kontaktaufnahme verzichten, bis der richtige Zeitpunkt dafür gekommen ist.

1.4. Varianten bei gemeinsamer Wohnung und/ oder Kindern

Wenn Sie trotz der Trennung noch mit Ihrem Ex-Partner oder Ihrer Ex-Partnerin unter einem Dach wohnen, dann müssen Sie nicht auf diese mächtige Methode der Kontaktsperre verzichten. Denn es gibt Varianten, die Sie in dieser speziellen Situation gut einsetzen können.
Als erstes können Sie Ihrem Ex-Partner oder Ihrer Ex-Partnerin zeigen, dass Sie die Trennung ernst nehmen, indem Sie alles in Ihrer Macht stehende tun, um eine **räumliche Trennung** herzustellen!

Ziehen Sie möglichst schnell zu Freunden oder (falls möglich) ins Hotel und suchen Sie eine langfristige Alternative. Oder setzen Sie Ihren Ex-Partner bzw. Ihre Ex-Partnerin vor die Tür.

Ja, es ist teurer. Und es ist das Gegenteil von dem, was Sie eigentlich wollen. Aber Sie zeigen Ihrem Ex-Partner oder Ihrer Ex-Partnerin, dass Sie ihn oder sie ernst nehmen! Und nicht passiv darauf hoffen, dass er oder sie die Meinung ändert und alles mit Ihnen machen kann!

Langfristig sorgen Sie genau damit für den notwendigen Abstand, damit Ihr Ex-Partner oder Ihre Ex-Partnerin sich innerlich wieder annähern kann.

Wenn Sie wirklich interessiert daran sind, mit Ihrem Ex-Partner oder Ihrer Ex-Partnerin wieder zusammen zu kommen, dann sollten Sie nicht aus falscher Sparsamkeit, aus Bequemlichkeit oder aufgrund einer aussichtslosen Verzweiflung heraus möglichst lange mit ihm oder ihr zusammen wohnen.

Ansonsten verspielen Sie damit die Chance auf einen echten Neubeginn!

Wenn Sie gemeinsam mit Ihrem Ex-Partner oder Ihrer Ex-Partnerin minderjährige Kinder haben, dann müssen Sie die Methode des Kontaktabbruchs ebenfalls variieren.

In erster Linie sollten Sie erkennbar und ohne jede Einschränkung für die Kinder da sein. Treffen Sie hier möglichst klare und verbindliche Regelungen und halten Sie sich an diese. Versuchen Sie keinesfalls, Ihren Ex-Partner oder Ihre Ex-Partnerin durch gemeinsame Kinder in irgendeiner Weise zu manipulieren, sei es durch Drohen, Locken oder sonstige Taktiken!

Sprechen Sie außerhalb des Notwendigen nicht oder nur in der oben beschriebenen Weise mit Ihrem Ex-Partner oder Ihrer Ex-Partnerin. Damit wenden Sie die Technik des geplanten Rückzugs und der Kontaktsperre perfekt auf Ihre Situation an und nutzen die darin liegenden Chancen.

1.5. Variante, falls die Trennung schon eine Weile zurück liegt oder Sie sich trotz frischer Trennung einigermaßen stabil fühlen

Wer immer sich dazu in der Lage fühlt, mit dem Ex-Partner oder der Ex-Partnerin zu flirten, der soll dies tun! Aktives Werben durch Flirten ist ein sehr wichtiger Schritt bei der Rückeroberung Ihres oder Ihrer Ex. Wir kommen zu einem wesentlich späteren Zeitpunkt darauf zurück und raten es Ihnen dann ausdrücklich.

Wenn Sie sich aber sicher sind, dass Sie jetzt schon dazu bereit sind, weil zwischen Ihnen und Ihrem Ex-Partner eine ausreichende Distanz besteht, dann empfehlen wir Ihnen, spielerisch mit Ihrem oder Ihrer Ex zu flirten, wenn es sich zwanglos und in nicht aufdringlicher Weise ergibt!

Sie sollten dennoch das Prinzip der Kontaktsperre einbauen und auf einen selbstverständlichen oder gar freundschaftlichen Umgang mit Ihrem oder Ihrer Ex verzichten.

1.6. Optimale Dauer der Kontaktsperre

Es gibt keine eindeutige Regel, wie lange Sie den Kontakt stark einschränken sollten.

Leider, denn die Kontaktsperre ist nicht leicht durchzuhalten und ein festes Ende würde Ihnen Hoffnung geben.

Sie lernen im Laufe der nächsten Kapitel, wie Sie den optimalen Zeitpunkt für eine Intensivierung des Kontaktes erkennen.

Richten Sie sich jetzt und an dieser Stelle darauf ein, dass es UNGEFÄHR drei bis sieben Wochen dauert.

Sie sollten also nicht vor Ablauf der drei Wochen auf Kontaktangebote reagieren oder selbst welche machen.

Und umgekehrt sollten Sie nach spätestens sieben Wochen in der Lage sein, als ein Mensch mit erheblich geänderten Sichtweisen und mit gesteigerter Attraktivität vor Ihrem oder Ihrer Ex zu bestehen.

1.7. Zusammenfassung

Ab sofort sollten Sie die aktive Kontaktaufnahme für eine gewisse Zeit radikal einstellen.

Seien Sie zu Ihrer Ex-Partnerin oder Ihrem Ex-Partner ***respektvoll*** und möglichst freundlich und beenden erstmal den Kontakt.

Damit ist der erste Schritt getan. Sie haben jetzt ***viel Zeit***. Nehmen Sie sich diese Zeit für sich.

Diese Zeit wird für Sie arbeiten, wenn Sie sie sinnvoll nutzen! Dabei werden die nächsten Kapitel Sie unterstützen.

Ein wichtiger Tipp: bitte tragen Sie sich am besten jetzt in unseren Newsletter nur für Kunden ein. Sie erhalten per Email weitere Tipps, aber auch kostenlose Bonus-Zugaben wie etwa eine mehrstündige Audio-Aufnahme zum Thema. Zum Newsletter nur für unsere Kunden geht es hier:
http://www.beraterteam.info/newsletter

2. Erste Hilfe: die neun Kardinalfehler

In diesem Kapitel nennen wir Ihnen die schlimmsten Fehler, die Sie auf keinen Fall begehen dürfen, wenn Sie Ihren Ex-Partner oder Ihre Ex-Partnerin zurückgewinnen wollen.
Warum nennen wir Ihnen an dieser Stelle schon die Fehler, obwohl Sie doch den Kontakt einstellen?

Erstens ist die Wahrscheinlichkeit nicht gering, dass Ihre Ex-Partnerin oder Ihr Ex-Partner sich bei Ihnen melden wird.

Zweitens gibt es vielleicht auch zufällige Gelegenheiten oder sonstige Umstände (gemeinsame Kinder, Arbeitsplatz, Feiern etc.), bei denen Sie sich begegnen könnten. Bitte führen Sie solche Zufälle zum jetzigen Zeitpunkt nicht bewusst herbei.

Und drittens soll die Kontaktsperre ja nicht ewig währen, sondern ist Mittel zum Zweck! Schon dadurch, dass Sie die Fehler erkennen und verstehen, werden Sie beim nächsten Kontakt eine ganz andere Wirkung auf Ihren Ex-Partner bzw. Ihre Ex-Partnerin haben.

Darum nennen wir Ihnen an dieser Stelle die neun Hauptfehler, die Sie zukünftig vermeiden müssen.

Wir konnten uns innerhalb des Beraterteams nicht auf eine Reihenfolge von „am schlimmsten" bis „am wenigsten schlimm" einigen. Die einhellige Meinung war jedoch, dass jede dieser neun Verhaltensweisen Ihr gesamtes Bemühen untergraben kann!
Wir sind sogar der Meinung, dass **schon das Unterlassen dieser Fehler einen großen Sog auf Ihren Ex-Partner ausüben kann.**

Auf jeden Fall ist das, was Sie in diesem Kapitel erfahren, ein weiterer wichtiger Baustein zum Erreichen Ihrer Ziele!

Die neun Kardinalfehler sind:
Kardinalfehler 1: Streiten
Kardinalfehler 2: Mitleid erregen
Kardinalfehler 3: Eifersucht erzeugen
Kardinalfehler 4: 1000 Rote Rosen
Kardinalfehler 5.: Gleichgültigkeit zeigen
Kardinalfehler 6: Schuld abladen verboten! Opfer sein
Kardinalfehler 7: Ultimatum setzen
Kardinalfehler 8: Die Trennung verleugnen
Kardinalfehler 9: Freundschaft anbieten

Wir möchten Ihnen diese Fehler erläutern, denn es geht nicht einfach darum, diese Verhaltensweisen aus taktischen Gründen zu unterlassen. Nein, am Wichtigsten ist, dass Sie ganz genau verstehen, warum Sie diese Fehler nicht begehen dürfen.

1. Streiten Sie nicht!

Streiten ist die wohl sicherste Art, Ihre Liebe für immer zu erdrücken. Sie sind jetzt getrennt. Es macht keinen Sinn mehr zu streiten. Denn es gibt nichts mehr, was sich durch einen Streit gewinnen lässt. Es ist zu spät dafür, den anderen zu überzeugen und zu spät, um sich selbst überzeugen zu lassen. Es gibt keine Argumente mehr, die etwas bewirken können.
Achtung: auch für Zugeständnisse oder Kompromisse ist es jetzt zu spät!
Denn diese machen nur Sinn in der Logik des Streits.
Gewinnen Sie Abstand vom Streiten. Vielleicht genießen Sie das sogar! Ihr Ex-Partner oder Ihre Ex-Partnerin vielleicht auch.

2. Sie dürfen kein Mitleid erregen

Wer frisch verlassen wurde, ist wahrhaft zu bemitleiden.
Aber bitte überlassen Sie es Ihren Freunden, Sie zu bemitleiden! Oder uns! Gönnen Sie sich zusätzlich eine große Portion Selbstmitleid. Auf keinen, wirklich überhaupt gar keinen Fall sollten Sie es aber darauf anlegen, dass Ihr Ex-Partner oder Ihre Ex-Partnerin Mitleid mit Ihnen hat!

Vielleicht würden Sie dadurch, dass Sie demonstrieren, wie schlecht Sie allein klarkommen, erreichen, dass Ihr Ex Ihnen Zuwendung zukommen lässt, Sie möglicherweise sogar anruft oder Zeit mit Ihnen verbringt. Aber solange er oder sie das aus Mitgefühl oder Sorge tut, führt das nicht zu einer

Wiederannäherung, sondern im Gegenteil zu einer fortschreitenden inneren Distanz!

Sobald es Ihnen besser gehen sollte, würde Ihr Partner sich wieder entfernen. Oder er entfernt sich sehr schnell umso radikaler, da er sich gebunden fühlt durch sein Mitleid. Je mehr Sie einen Menschen fesseln, obwohl er eigentlich gehen möchte, umso mehr wird er sich nach Freiheit sehnen und dafür sorgen, dass er entkommt und dass ihm das nicht noch einmal passiert!

Darüber hinaus ist es eine Erkenntnis psychologischer Forschung, dass Menschen sich wirklich immer schlechter fühlen, wenn sie darüber viel Aufmerksamkeit und Zuwendung erfahren.

Darum verinnerlichen Sie den Spruch „Reisende soll man nicht aufhalten“. Vertrauen Sie darauf, dass Ihr Partner oder Ihre Partnerin auf seiner Reise die Freiheit findet, die Sie beide benötigen, damit es eine neue Chance für Ihre Liebe geben kann!

Versetzen Sie sich in die Lage des Gegenübers. Stellen Sie sich vor, Sie hätten nach einem langen Prozess die Entscheidung getroffen, sich zu trennen. Sie lieben Ihren Ex-Partner vielleicht noch, wissen es aber nicht genau. Oder

Sie sind zu dem für Sie im Moment „wahren" Ergebnis gekommen, dass Sie Ihren Partner nicht mehr lieben.
Sie sind sich sicher, dass Sie erst einmal Abstand brauchen und leiten eine radikale Trennung ein. Dann kommt Ihr Ex bzw. Ihre Ex und appelliert an Ihr Mitleid. Spüren Sie, wie aussichtslos der Weg ist? Möchten Sie nicht auch am liebsten weit weg sein und Ihren Ex-Partner oder Ihre Ex-Partnerin trotzdem glücklich wissen?

Vielleicht passiert es Ihnen in den nächsten Tagen, dass Ihr Ex-Partner oder Ihre Ex-Partnerin sich meldet und fragt, wie es Ihnen geht. Lassen Sie sich nicht dazu bewegen, zu klagen oder zu jammern!

Zeigen Sie Ihrem Ex-Partner oder Ihrer Ex-Partnerin ab jetzt, dass Sie alleine überlebensfähig sind! Oder es werden möchten und auf dem Weg dahin sind! Seien Sie nicht abhängig und erwecken Sie kein Mitleid.

3. Sie dürfen keine Eifersucht erzeugen

Ebenfalls unter gar keinen Umständen sollten Sie Dinge tun, die Ihren Ex-Partner oder Ihre Ex-Partnerin eifersüchtig machen. Hiermit meinen wir ganz eindeutige Hinweise, dass Sie in irgendeiner Weise genussvollen Kontakt zum anderen Geschlecht in Form von romantischen Verabredungen oder Sexualität haben.

Was wir ***nicht*** meinen: wir wollen Ihnen nicht verbieten, Ihre neuen Möglichkeiten auszuprobieren. Und wir machen es auch ausdrücklich nicht zu Ihrer Aufgabe, dass Ihr Ex nicht eifersüchtig ist (denn Sie sind jetzt nur für sich verantwortlich).

Aber Sie sollten nicht extra Kontakte zum anderen Geschlecht haben, nur damit Ihr Ex Sie dabei sieht oder es erzählt bekommt. Wenn Ihr Ex-Partner oder Ihre Ex-Partnerin nach kurzer Zeit denkt oder stark davon ausgehen muss, dass Sie wieder „zu haben" sind, sei es für eine Nacht oder auch für länger, dann wird er oder sie dies als Bestätigung für die Richtigkeit der Trennung sehen! Und Ihre Chancen, da wieder herauszukommen, werden rapide schwinden.

Wenn Ihr Ex hingegen merkt, dass er oder sie extra eifersüchtig gemacht wird, dann wird er darauf reagieren. Und zwar in einer Weise, die Ihnen nicht nützt. Entweder reagiert er mit Rückzug oder gespielter Gleichgültigkeit oder es werden die gleichen Waffen gegen Sie verwendet! So oder so sind Sie dann in einem destruktiven Kreislauf, der beiden Seiten schadet und die Trennung in aller Regel nur zementiert!

Sollten Sie sich unglücklicherweise schon in diesem Kreislauf befinden, dann steigen Sie daraus aus, bevor noch mehr kaputt geht.

Wir finden es sehr ärgerlich, wie verbreitet der Ratschlag ist, man solle den oder die Ex ruhig ein bisschen eifersüchtig machen! Leider wissen es aber viele Leute nicht besser und meinen es nicht böse.

Und einen wahren Kern hat der Ratschlag: es ist äußerst vorteilhaft, wenn Sie attraktiv sind und andere Beziehungen haben ***könnten***. Auch dürfen Sie vom anderen Geschlecht umworben werden und sich ein Stück weit umwerben lassen. Aber Sie sollten nicht darauf eingehen, solange Sie wirklich Ihren Ex-Partner oder Ihre Ex-Partnerin zurückgewinnen möchten.

4. Schenken Sie keine 1.000 roten Rosen

Machen Sie bitte nicht den Versuch, jetzt um Ihre Ex- Liebe zu werben, indem Sie Ihr Sonntagsgesicht zeigen! Dafür ist es nämlich aus der Sicht Ihres Ex-Partners oder Ihrer Ex-Partnerin viel zu spät! Und aus der Sicht eines erfolgreichen Neustarts viel zu früh!

Die roten Rosen sind natürlich nur ein Beispiel, das Sie durch alles ersetzen können, was Ihrem Ex nun so etwas wie „reine Freude" bereiten soll. Er oder sie will sich aber gerade nicht über Sie freuen und auch nicht mit Ihnen!

Ihr Versuch wird keine erwiderte Liebe hervorrufen.

Sondern vermutlich Mitleid darüber, dass Sie es nicht wahrhaben wollen, dass die Beziehung vorbei ist. Oder Verärgerung darüber. Oder Verzweiflung. Oder es als einen Versuch von Ihnen sehen, den Sie nicht lange durchhalten werden. Oder eine enorme Wut empfinden, dass Sie „erst jetzt“ damit beginnen. Vermutlich wird Ihr Ex-Partner oder Ihre Ex-Partnerin das alles gleichzeitig empfinden. Das Resultat davon ist, dass er (real oder innerlich) die Distanz zu Ihnen vergrößert, um sich zu schützen.

Darum gilt ganz besonders:

Sagen Sie Ihrem Ex-Partner oder Ihrer Ex-Partnerin *nicht*, dass Sie alles für ihn oder sie tun. Machen Sie keine Geschenke und seien Sie nicht so, wie Ihr Ex-Partner oder Ihre Ex-Partnerin es schon immer gewünscht hat!

Verändern Sie sich nicht demonstrativ für Ihren Ex-Partner oder Ihre Ex-Partnerin.
Wenn Sie sich wirklich und für sich verändern, dann zeigen Sie es stattdessen möglichst beiläufig! Sie werben um Ihren Ex-Partner oder Ihre Ex-Partnerin, indem Sie an sich arbeiten und sich bereit machen für einen wirklichen Neuanfang. Nicht indem Sie das Nachbarshaus mit „Ramona, ich liebe Dich!“ verzieren.

5. Keine Gleichgültigkeit zeigen

Sie kennen doch sicher die Fabel vom Fuchs und den Trauben? Die Kurzform lautet: weil die Trauben zu hoch hängen und der Fuchs sie nicht erreichen kann, beschließt er, dass sie sicherlich viel zu sauer sind. Das ist ein sehr kluges menschliches Verhaltensmuster, zu dem wir alle dann und wann greifen, um uns darüber hinweg zu trösten, dass wir etwas nicht bekommen können, was wir gerne haben möchten.

Die Trauben werden es dem Fuchs nicht übel nehmen, dass er sie links liegen lässt und seiner Wege geht. Ihre Ex- Liebe hingegen schon. Gespielte Gleichgültigkeit und bewusstes Missachten verstärken den Graben zwischen Ihnen. Sie sollen unabhängig werden von Ihrem Ex-Partner oder Ihrer Ex-Partnerin, aber keinesfalls desinteressiert, unterkühlt oder ignorant! Auf jeden Fall nicht, wenn Sie ihn oder sie zurückgewinnen wollen!

6. Schuld abladen verboten

Es ist ganz und gar kontraproduktiv, wenn Sie Ihrem Ex-Partner oder Ihrer Ex-Partnerin Vorwürfe machen! Und genauso kontraproduktiv ist es, sich selbst alle Schuld aufzuladen und reumütig zu Kreuze zu kriechen! Insofern gilt das „Verbot“ des Beschuldigens in beide Richtungen und ist ganz fundamental für einen wirklichen Neuanfang.

Solange Sie voller Vorwürfe sind, sollten Sie sich fern halten von Ihrem oder Ihrer Ex. Und Ihre Entscheidung, sie oder ihn zurückzugewinnen, gründlich überdenken.

Schuld ist ein sehr destruktiver Mechanismus, der Ihre Liebe ersticken kann. Wenn es jetzt viel um „Schuldfragen" geht, tat es das vermutlich auch schon in anderer Form vor der Trennung.
Verabschieden Sie sich von Vorwürfen und Selbstvorwürfen. Übernehmen Sie stattdessen die Verantwortung für Ihr eigenes Handeln. Und setzen Sie sich auf eine möglichst angemessene und faire Art und Weise mit dem Verhalten Ihres Ex-Partners auseinander. Versuchen Sie, das Handeln des anderen und auch Ihr eigenes zu verstehen anstatt es zu bewerten und zu verurteilen.

Einer Trennung gehen häufig sehr lange und sehr intensive Phasen voraus, die meistens geprägt sind von Meinungsverschiedenheiten, Streit oder Beschuldigungen.
Kennen Sie die Sehnsucht danach, einfach nur mal so sein zu dürfen, wie man ist? Gestehen Sie Ihrem Ex-Partner oder Ihrer Ex-Partnerin genau das aus ganzem Herzen zu! Gestehen Sie ihm oder ihr ebenfalls das Recht zu, sich von Ihnen getrennt zu haben und Sie im Moment nicht zurückhaben zu wollen!

Wenn Ihnen das nicht gelingt, sind Sie sehr weit entfernt vor einem leichten und glücklichen Neuanfang, weil Sie sich oder Ihren Partner nicht ausreichend würdigen und verstehen können. Oder es sind leider wirklich unverzeihliche Dinge geschehen, die sich nicht wieder gut machen lassen.

Prüfen Sie, ob Sie Ihren Ex-Partner so wollen, wie er oder sie ist. Wenn Sie diese Frage mit ja beantworten können, dann verabschieden Sie sich davon zu fragen, wer von Ihnen Schuld an was hat, und suchen Sie stattdessen nach möglichen gemeinsamen Lösungen.

7. Wieviel Zeit haben Sie?

Ein weiterer Fehler ist es, dem Ex-Partner oder der Ex-Partnerin vorschnell „die Pistole auf die Brust zu setzen". ***Sie*** wollen im Moment die Beziehung zurück, nicht Ihr Ex-Partner oder Ihre Ex-Partnerin. Eine Partnerschaft aber muss von beiden Menschen gewollt werden. So wie man sich nicht spontan und aus dem Nichts heraus trennt, so wenig können Sie von Ihrem Ex-Partner erwarten, dass er Sie von heute auf morgen zurück will.
Aber noch viel entscheidender ist, dass Ihr Ex-Partner oder Ihre Ex-Partnerin nur und ausschließlich aus freien Stücken zu Ihnen zurückkehren kann.
Darum ergibt es keinen Sinn, eine Entscheidung zu forcieren und ihn oder sie zu „zwingen", sich schnell zu entscheiden. Ganz im Gegenteil, Sie würden

damit nur demonstrieren, dass es Ihnen nur um sich selbst geht und um das was Sie wollen!
Sollten Sie den Wunsch in sich spüren, Ihr Ex-Partner möge sich „schnell entscheiden" oder aber es ist zu spät, dann ist das nach unserer Erfahrung eher ein Ausdruck davon, dass Sie im tiefsten Grunde Ihrer Seele ernsthaft daran zweifeln, ob Sie ihn oder sie wirklich zurück möchten.

In jedem Fall sollten Sie Ihrem Ex-Partner Zeit geben. Oder aber für sich entscheiden, dass die Beziehung vorbei ist. Aber stellen Sie kein Ultimatum!

8. „Ich bin jetzt getrennt"

Es sind nur zwei Buchstaben. Und trotzdem ist es ein großer und immer auch ein schmerzhafter Schritt, das Wörtchen „Ex-" vor den Partner zu hängen. Gerade wenn man ihn oder sie noch liebt und zurück will.
Es ist von hoher Bedeutung, dass Sie die Trennung nicht verleugnen!
Erzählen Sie in jedem Fall Ihren engen Angehörigen und Freunden davon!
Denn es ist die Wahrheit: Sie sind jetzt getrennt. Es gibt möglicherweise sehr berechtigten Grund zur Hoffnung – aber in jedem Fall gilt auch hier: man kann nur etwas zurückgewinnen, was man auch losgelassen hat. Wenn Sie hingegen nur „festhalten" an der schönen Scheinwelt, dann werden Sie sie verlieren und umso stärker den Boden unter den Füßen verlieren!

9. „Lass uns Freunde sein“

Seien Sie freundlich zu Ihrem oder Ihrer Ex. Aber niemals Freund bzw. Freundin! Es gibt viele wunderbare Freundschaften zwischen ehemaligen Partnern. Diese können aber nur dann funktionieren, wenn keiner der beiden die Beziehung zurück möchte.

Dem Ex-Partner bzw. der Ex-Partnerin die Freundschaft anzubieten kann ein „bequemer“ Weg sein, den anderen in der Nähe zu behalten, ohne sich die Trennung allzu bewusst machen zu müssen. Man lindert Schuldgefühle, Trennungsängste und den Verzicht auf einen wichtigen Menschen.

Viele Menschen, die Ihren oder Ihre Ex zurückgewinnen möchten, lassen sich darauf ein, in der trügerischen Hoffnung, somit in der Nähe zu bleiben und Chancen aufrecht zu erhalten. In Einzelfällen mag dieser Weg zum Erfolg führen, aber in den weitaus überwiegenden Fällen ist das Gegenteil der Fall! Wir raten Ihnen daher, Ihrem Ex-Partner oder Ihrer Ex-Partnerin keine „Freundschaft“ vorzuschlagen. Und nicht darauf einzugehen, falls er oder sie beginnt, das neue Verhältnis zwischen Ihnen als Freundschaft zu definieren. Stellen Sie stattdessen klar, dass Ihnen der andere Mensch enorm wichtig ist und dass Sie ihn schätzen, respektieren, bewundern und vieles mehr, aber dass Sie weit davon entfernt sind, dies als Freundschaft zu bezeichnen.

Hilfe, ich habe alles falsch gemacht!

Und jetzt? Sie haben festgestellt, dass Sie den einen oder anderen Fehler begangen haben. Keine Sorge, das ist völlig normal!

Sie stehen erst ganz am Anfang und haben noch keine Strategie, wie Sie mit Ihrem bzw. Ihrer Ex umgehen wollen und können. Wenn Sie die weiteren Kapitel durchgehen,
erhalten Sie eine Reihe von wertvollen Tipps, die Sie darin unterstützen werden, sich in Zukunft strategisch richtig und trotzdem ehrlich und authentisch zu verhalten!

Auf eine gewisse Weise kann es Ihnen sogar nützlich sein, wenn Sie bisher einen oder mehrere der bisher genannten Fehler begangen haben. Denn wenn Sie ab jetzt damit aufhören, dann wird umso deutlicher, dass Sie sich gerade in einem Prozess der Veränderung befinden.

3. Wenn der Partner/ die Partnerin neu verliebt ist oder bereits eine neue Beziehung eingegangen ist

Sehr häufig geht eine Beziehung in die Brüche, weil ein Partner sich neu verliebt. Beim verlassenen Partner entsteht oft zusätzlich ein enormer Leidensdruck. Man stellt sich vor, wie der geliebte Menschen Arm in Arm mit einem neuen Partner glücklich durch die Straßen schlendert, romantisch im Restaurant sitzt oder sich gar im Bett ungeahnten Lüsten hingibt. Sie selbst hingegen sind einsam und allein und haben niemand auf der Welt, der mit Ihnen zusammen sein will. Stop ! Hören Sie ab heute auf, sich solche quälenden Szenen auszumalen. Diese typische Reaktion ist ein Denkmuster, das Ihnen nur schadet und überhaupt nicht weiterhilft.

3.1. Die richtige innere Einstellung

Wir werden nun mit Ihnen ein wirklich hilfreiches „Mindset" (= innere Einstellung) erarbeiten, welches erstens viel realistischer ist, sich zweitens wesentlich besser anfühlt, Ihnen drittens die Hoffnungslosigkeit nimmt und Ihnen viertens starke Waffen in die Hand gibt, um den neuen Partner zu entzaubern und mit etwas Glück und Geschick aus dem Feld zu schlagen.

Ganz nüchtern betrachtet ist folgendes passiert: Sie haben in der letzten Phase Ihrer Beziehung erheblich an Attraktion für Ihren Partner verloren. Er oder sie hat sich mit Ihnen nicht mehr ausreichend begehrt, geliebt, geschätzt oder gestärkt gefühlt. Sehr leicht kann es nun passieren, dass ein neuer Mensch auftaucht und plötzlich scheinbar all das verkörpert, wonach Ihr Partner sich gesehnt hat.

Das bedeutet NICHT, dass Ihr Partner nun endlich den Richtigen gefunden hat. Im Gegenteil, Beziehungen, die direkt nach einer Trennung eingegangen werden, haben meistens eine schlechte Prognose. Es handelt sich oft um sogenannte Übergangsbeziehungen. Auch und gerade wenn Ihr Partner nun davon spricht, endlich „die wahre Liebe“ gefunden zu haben, ist es oft nur eine Frage der Zeit, bis die neue Beziehung scheitert. Und so große Worte wie „endlich habe ich den Richtigen/ die Richtige gefunden“ überdecken allzu häufig nur die Schuldgefühle, die Ihr Partner sicherlich bewußt oder unbewußt empfindet, weil er oder sie sich so schnell wieder verliebt hat und/ oder eine neue Beziehung eingegangen ist.

Wir werden nun mit Ihnen an Ihrer inneren Einstellung arbeiten. Im zweiten Schritt werden Sie bereit sein, daraus auch eine äußere Haltung abzuleiten, mit der Sie Ihrem Partner gegenüber treten können, sobald Sie zu ihm oder ihr Kontakt aufnehmen.

Natürlich sollten Sie sich auch die Frage stellen, ob Sie Ihren Partner überhaupt noch zurück gewinnen möchten, nachdem er oder sie Ihnen „das“ angetan hat. Diese Entscheidung liegt ganz und gar bei Ihnen. Für viele Menschen ist es eine unverzeihliche Verletzung, wenn der Partner sich bereits neu verliebt hat und vielleicht sogar ein intimes Verhältnis eingegangen ist.

Andere wiederum können dafür ein Verständnis entwickeln und das Einzige, was zählt, ist die Zukunft. Prüfen Sie genau, ob Sie sich eine neue Beziehung mit Ihrem Partner unter diesen Umständen vorstellen können. Vielleicht überdenken Sie auch Ihre Einstellung, nachdem Sie weiter gelesen haben.

Es ist von äußerster Wichtigkeit, dass Sie Ihre innere Haltung überprüfen und korrigieren, indem Sie schädliche, selbstwertmindernde und quälende Glaubenssätze durch solche ersetzen, mit denen es Ihnen besser gehen wird und die Ihnen helfen werden, mit der Situation optimal umzugehen.

Schädliche Glaubenssätze sind:

- der neue Partner ist viel xy als ich (xy = besser, schöner, klüger, tiefgründiger, attraktiver, gebildeter, sportlicher, größer, dünner).

Genauso schädlich ist das Gegenteil:

- der neue Partner ist schlecht, weil er xy ist (xy = dumm, albern, oberflächlich, eine Schlampe/ ein Schürzenjäger usw.).

Weitere schädliche Sätze sind:

- mein Partner hat jetzt die große Liebe gefunden
- die beiden haben bestimmt viel besseren Sex als wir jemals hatten
- mein Partner ist jetzt zum ersten Mal glücklich
- die neue Beziehung wird ewig halten
- mein Partner denkt nicht mehr an mich
- mein Partner denkt nur noch schlecht über mich
- mein Partner ist froh, dass er mich los ist
- mein Partner verhält sich falsch und es ist schlecht von ihm/ ihr, dass er/ sie sich so schnell wieder neu verlieben konnte.

Der letztgenannte Satz ist besonders gefährlich, weil er einen Vorwurf von Ihnen an Ihren Partner enthält. Es ist völlig in Ordnung, dass Sie Ihrem Partner innerlich Vorwürfe machen. Doch sollten Sie nicht dabei stehen bleiben. Versetzen Sie sich statt dessen in Ihren Partner. Ihm bzw. ihr hat etwas gefehlt – egal was und egal warum. Wichtig ist, dass Ihr Partner findet, was er bzw. sie sucht- und zwar nach Möglichkeit von Ihnen!

Damit kommen wir zu den positiven Glaubenssätzen, mit denen Sie sich anfreunden sollten und nach und nach die zerstörerischen Sätze ersetzen sollten:

- Sie sind ein liebeswerter Mensch, der ein interessantes Leben führt und anderen etwas zu bieten hat! (wenn Sie dem nicht voll und ganz zustimmen können, dann überlegen Sie, warum und arbeiten Sie noch mehr daran)

- Sie können Ihren Partner glücklich machen, das haben Sie bereits bewiesen, indem Sie eine gute Zeit miteinander verbracht haben

- Sie kennen Ihren Partner sehr gut und Sie lieben ihn/ sie mit allen Fehlern und Schwächen. Das gibt Ihren Gefühlen Tiefe und Substanz.

- Ihr Partner vermisst Sie gerade, wenigstens ab und zu

Der allerwichtigste Glaubenssatz ist dieser:
- Sie wollen Ihren Partner zurück, weil Sie ihn lieben und nicht, weil Sie ihn brauchen. Sie können auch ohne Ihren Partner ein zufriedenstellendes Leben führen. Selbst wenn Ihr Partner nicht zu Ihnen zurück käme, wäre der Tag nicht mehr allzu fern, an dem Sie wieder richtig glücklich sein können.

Versuchen Sie bitte, besonders dem letzten Satz mindestens 80 Prozent, besser 100 Prozent zuzustimmen. Wenn Sie das nicht können, dann arbeiten Sie zunächst daran, sich ein eigenes Leben aufzubauen, das nichts mit Ihrem Partner zu tun hat. Werden Sie aktiv, arbeiten Sie daran, attraktiv zu sein! Ihr

Partner soll Sie nicht aus Mitleid zurücknehmen, sondern weil Sie ein attraktiver Mensch sind, der etwas zu bieten hat!

Ein Bonus- Glaubenssatz ist dieser hier. Sie müssen sich ihn nicht aneignen, aber falls Sie es schaffen, sind Sie einen großen Schritt weiter:

- Sie sind der Preis !

Drehen Sie die Sicht der Dinge einmal um: Sie sind ein so attraktiver Mensch, der gut zu Ihrem Partner passt. Geben Sie ihm bzw. ihr eine Chance, wieder mit Ihnen zusammen zu kommen. Aber nicht bedingungslos, sondern nur dann, wenn er oder sie erkennt, was für ein Verlust die Trennung von Ihnen darstellt!

Natürlich können Sie diesen Satz nicht Ihrem Partner gegenüber aussprechen, ohne für völlig verrückt gehalten zu werden. Aber darum geht es nicht. Es geht darum, eine gesunde und attraktive innere Einstellung zu entwickeln. Glaubenssätze soll man nicht aussprechen, sondern „ausstrahlen“, dann zeigen entfalten sie ihre ganze Kraft.

3.2. Passive und aktive Muster, um Ihren Partner aus einer Übergangsbeziehung zu lösen

Bevor wir zum zweiten Schritt kommen, nämlich was Sie statt dessen aussprechen sollten, empfehlen wir Ihnen, die oben genannten Glaubenssätze nicht nur zu lesen, sondern wirklich in der kommenden Zeit in sich hineinzuhorchen und zu erkennen, welche Vorstellungen und Glaubenssätze Sie in sich tragen. Denn der Glaube schafft Realität!

Wir möchten Sie außerdem bitten, die folgenden Muster sehr verantwortungsvoll einzusetzen, da sie sehr stark wirken können, sobald eine Beziehung auch nur ein wenig labil ist. Sie funktionieren nicht nur bei Ex-Partnern in sogenannten Übergangsbeziehungen, sondern unter bestimmten Umständen (wenn Anziehung vorhanden ist) sogar dann, wenn Sie mit dem Menschen, bei dem sie angewendet werden, noch gar nicht zusammen waren. Wir möchten Ihnen keine Ratschläge geben, wann und in welchen Fällen es legitim ist, eine Beziehung von außen mit diesen Mustern anzugreifen, wir möchten Sie nur auffordern, es sehr verantwortungsbewußt zu tun und nur wenn Sie sich sehr sicher sind, dass Sie mit dem Menschen glücklich werden, den Sie aus einer Beziehung lösen wollen!

Das passive Muster:

Das passive Muster besteht darin, den neuen Partner einfach komplett zu ignorieren. Die Grundvoraussetzung ist, dass Sie dies sehr souverän und mit einer großen inneren Gelassenheit tun. Wenn Ihr Ex-Partner von der neuen Flamme spricht, nicken Sie beiläufig und wechseln einfach das Thema. Fängt Ihr(e) Ex von Neuem mit dem Thema an, machen Sie das gleiche oder sagen sogar den Satz: „Können wir nicht über etwas Interessanteres reden?“ (Den Satz können Sie unterstreichen, indem Sie dabei eine Geste machen und auf sich selbst deuten. Keine Sorge, dies wird nur **unbewusst** vom Gegenüber registriert).

Nur wenn Ihr Ex ganz beharrlich einfordert, Ihnen von der neuen Beziehung zu erzählen, sollten Sie noch deutlicher werden und sagen „Rede da doch bitte mit Deinen Freunden drüber, ich bin die falsche Person für das Thema“. Vielleicht erzählt Ihnen Ihr Partner auch von Problemen, die sie oder er mit dem/der Neuen hat. Widerstehen Sie auf jeden Fall der Verlockung, darauf einzusteigen!! Entweder wird das Thema nur aus Gewissensgründen aufgeworfen (nach dem Motto: mach Dir keine Sorgen, soo glücklich bin ich gerade auch nicht) oder aber es gibt wirklich Probleme. Und dann sollten Sie **nicht** für Ihre(n) Ex den besten Freund spielen. Das führt nämlich bestenfalls dazu, dass Sie unbewußt in die Ecke „bester Freund/ beste Freundin“ gestellt werde. Und schlimmstenfalls fängt Ihr Ex plötzlich an, den neuen Partner wieder zu verteidigen.

Darum ist es am einfachsten und wirkungsvollsten, das Gespräch einfach auf schönere Themen zu lenken und zu signalisieren: „Dein Übergangspartner schreckt mich nicht ab“.

Das aktive Muster, um die neue Beziehung zu stören

Beim aktiven Muster greifen Sie gezielt die neue Beziehung an. Sie tun es aber so subtil, dass es nicht nur nicht wahrgenommen wird, sondern Ihr(e) Ex-Partner(in) selbst beginnt, das Haar in der Suppe zu suchen und zu finden. Wenn Sie sich nun fragen, ob das aktive oder das passive Muster besser geeignet ist, schlagen wir Ihnen vor, das aktive Muster zu testen. Wenn die Reaktion wie gewünscht ausfällt, bleiben Sie dabei, ansonsten verwenden Sie das passive Muster.

Beim aktiven Muster besteht das Prinzip darin, niemals etwas schlechtes über den neuen Partner und die neue Beziehung zu sagen, sondern stets nur gutes. Ein richtiger Killersatz ist: „das klingt ja, als hätten sich zwei Menschen gesucht und gefunden“ oder „schön dass Du jetzt so eine perfekte Beziehung hast“. Sie können nun entweder direkt das Thema wechseln (überlegen Sie sich vorher etwas, was Sie erzählen können, z.B. ein Erlebnis aus den letzten Tagen). Oder Sie warten die Wirkung ab, die fast immer so aussieht: „naja, soo perfekt ist es auch nicht“. Fragen Sie dann keinesfalls nach, was nicht perfekt ist, sondern bleiben Sie dabei, dass es sich nach einer glücklichen festen Beziehung anhört.

Sie dürfen wirklich niemals aktiv zustimmen, wenn Ihr Ex-Partner etwas negatives über den neuen Partner äußert, sonst kippt die Atmosphäre sehr schnell und Ihr Ex-Partner fängt an, den neuen Partner gegen Sie zu verteidigen. Sie sind dann ganz schnell wieder draußen.

Eine gute Variation davon ist es, den neuen Partner sogar zu verteidigen, falls Ihr(e) Ex schlecht von über ihn bzw. sie redet. Stellen Sie dabei den neuen Partner so dar, dass er eine der folgenden Eigenschaften erfüllt:

- nett
- unsicher
- unerfahren
- kennt Dich noch nicht so gut
- unbeholfen
- ungeschickt
- bemüht
- Angst Dich zu verlieren
- gedankenlos.

Formulieren Sie einen Satz, der so tut, als würden Sie den neuen Partner in Schutz nehmen, z.B. : „Das hat sie bestimmt nicht so gemeint, vielleicht kennt sie Dich einfach nur nicht so gut“ oder „er wollte Dich bestimmt nicht kränken, er hat bestimmt nur Angst, Dich zu verlieren“.
Die perfide Logik daran ist: es scheint so, als ob Sie den neuen Partner verteidigen. Darum verliert Ihr Ex- Partner jedes Mißtrauen gegen Sie und mißt Ihren Worten eine hohe Bedeutung bei. In Wirklichkeit demontieren Sie aber den neuen Partner und werten ihn bzw. sie ab. Ihr Ex-Partner wird ins Grübeln kommen, ob nicht Sie doch der viel geeignetere Partner sind, da Sie sich von dem neuen Partner ja abheben, indem Sie nicht ungeschickt, unsicher, unbeholfen sind oder klammern. Sie gewinnen dadurch an Attraktivität, und zwar im direkten Vergleich zum neuen Partner!

Aber Achtung, übertrieben Sie es nicht. Es geht nicht ausschließlich darum, den neuen Partner auszuschalten. Spannen Sie lieber selbst neue Bindungen zu Ihrem Partner, flirten Sie mit ihm, schenken ihm oder ihr Beachtung, Bewunderung, necken Sie ihn ein wenig und hören Sie ihm zu! Der neue Partner ist nicht das Haupthindernis, sondern nur ein Symptom.

Zum Schluß verraten wir noch eine dritte Variante aus der Kategorie „Aktive Muster“: Sie sollten diese Variante aber nur verwenden, wenn es zwischen Ihnen und dem Partner bereits wieder deutlich knistert und eine hohe

Attraktivität wieder aufgebaut ist! Ansonsten geht es nach hinten los. Sagen Sie einen Satz wie: „Es ist gut, dass ich mir sicher bin, dass Du total den netten neuen Partner hast, sonst hätt ich Dich schon längst eingepackt, wär mit Dir zu einem See gefahren, hätte mit Dir im Boot die Sterne angeguckt, während das Wasser sanft plätschert und die letzten Vögel ihr Gute-Nacht-Lied singen etc.". Das Beispiel können Sie natürlich variieren. Wählen Sie aber kein Bild, das Ihr Partner zu sehr mit Ihnen und Ihrer Vergangenheit verbindet, sondern etwas neues.

So verhalten Sie sich, wenn Sie Ihren Ex-Partner gemeinsam mit dem neuen Partner begegnen

Vielleicht ist es unumgänglich, dass Sie Ihrem Ex-Partner zusammen mit der neuen Liebe begegnen. Oft wird sogar Ihr Ex-Partner bzw. Ihre Ex- Partnerin extra eine Möglichkeit suchen, bei der es zu einem solchen Treffen kommt (Frauen neigen eher dazu als Männer).
Das unbewußte Ziel dabei ist es, Sie und den neuen Partner in direkte Konkurrenz zu bringen. Wenn Sie bereits gelassen genug sind, um sich darauf einzulassen, dann nehmen Sie dieses Treffen als große Chance an! Denn letztendlich können Sie weit mehr gewinnen als verlieren. Sie können Ihre Attraktivität steigern und der neue Partner ist in Gefahr, seine Attraktivität zu

verlieren. Um das zu befördern, gehen Sie ähnlich vor wie bei den vorherigen Mustern, jedoch mit einigen Unterschieden:
Erstens: begrüßen Sie den neuen Partner aktiv und herzlich, schütteln Sie ihm oder ihr die Hand und stellen sich vor (sofern Sie sich nicht schon kennen).

Behandeln Sie den neuen Partner stets außerordentlich respektvoll, freundlich und höflich. Unterlassen Sie jeden subtilen Angriff und jeden offenen Konkurrenzkampf. Ihr Ex-Partner darf sich ruhig wundern, wie Sie das hinbekommen. Wichtig ist, dass der Ex-Partner/ die Ex-Partnerin registriert, dass von Ihnen keine offenen oder versteckten Aggressionen ausgehen.

Wenn es sich um einen geselligen Anlaß handelt, haben Sie möglicherweise den Heimvorteil, dass Sie die Anwesenden gut kennen und der oder die andere nicht. Nutzen Sie das, unterhalten Sie sich viel mit anderen Menschen, auch des anderen Geschlechts. Seien Sie sozial und unterhaltsam und bringen Sie Ihre Mitmenschen zum Lachen oder Schmunzeln und unterhalten sich gut mit Ihnen. Lassen Sie Ihre(n) Ex- Partner(in) zunächst links liegen.

Optimalerweise kommt Ihr Ex-Partner/ Ihre Ex-Partnerin zu Ihnen, um sich zu unterhalten. Das ist wiederum eine gute Chance für Sie, Zwietracht zu sähen. Belohnen Sie dieses Verhalten mit viel Zuwendung, erzählen Sie spannende und interessante Dinge. Versuchen Sie, falls möglich, Ihre(n) Ex ein Stück weit von der Gruppe zu isolieren (ruhigere Ecke, Garten, Bar, was auch immer). Haben Sie eine gute Zeit zusammen, bringen Sie ihn oder sie zum Lachen und lächeln Sie selbst, wenn Sie wieder zur Gruppe hinzukommen oder der neue Partner unruhig beginnt, nach Ihnen zu suchen.

Ihr Partner wird Ihnen für folgende Dinge eine große Attraktivität zuschreiben:

- dafür dass Sie so gelassen sind
- für Ihre freundliche Art, mit dem neuen Partner zu kommunizieren
- dafür dass Sie sich blendend unterhalten und in der Runde sozial gut eingebunden sind.

Der neue Partner wird Sie als Bedrohung sehen. Sein Ärger und seine Eifersucht werden sich aber nicht gegen Sie richten, sondern gegen Ihren Ex-Partner! Stellen Sie sich vor, wie der oder die Neue auf dem Nachhauseweg sagt: „Hast Du nicht gemerkt, wie er mit Dir geflirtet hat?“.

Das ist der größtmögliche Keil, den Sie zwischen die beiden treiben können. Ihr Ex-Partner wird verärgert reagieren, Sie verteidigen, den neuen Partner kleinlich und eifersüchtig finden, sich eingeengt fühlen und Sie vermissen.

Apropos Nachhauseweg: Verlassen Sie die Gesellschaft, wenn es am schönsten ist. Sie haben ja noch etwas anderes interessantes vor, treffen sich mit Freunden im Tanzclub xy oder müssen am Sonntagmorgen früh raus, weil Sie in die Ausstellung yz gehen werden.

Das allein reicht möglicherweise noch nicht ganz für einen Neuanfang mit Ihnen, bereitet ihn aber vor und ist ein ganz wesentlicher Schritt!

4. Finden Sie den Grund Ihrer Trennung heraus

In diesem Kapitel geht es darum, den Blick zu schärfen für die Belastungen, denen Ihre Beziehung ausgesetzt war.
Wir halten es für nützlich, sich zumindest kurz die Rahmenbedingungen anzuschauen, unter denen wir heutzutage leben und lieben, unsere Beziehungen führen und uns trennen. Dies ist wichtig, um zu verstehen, dass die Anzahl von Trennungen sehr stark zugenommen hat und somit ein Stück weit normal geworden ist und nichts mit individuellem Versagen oder Schuld zu tun hat.

4.1. Beziehungen gestern und heute

Wir leben in einer Zeit, in der es alles andere als selbstverständlich ist, mit dem Menschen, den man liebt, alt zu werden.
Ein Blick in die Statistik scheint ernüchternd:
Jede dritte Ehe wird heutzutage geschieden, in den Großstädten sogar fast jede zweite.

Woran liegt es, dass sich so viele Paare wieder trennen? Sind wir heute weniger beziehungsfähig als früher?

Ungefähr in den 60er Jahren des letzten Jahrhunderts begann eine bis heute anhaltende tiefgreifende gesellschaftliche Entwicklung, die von Soziologen und Sozialpsychologen als „Individualisierungsschub" bezeichnet wird.

Während früher die allermeisten Menschen annähernd gleichen Lebens- und Beziehungsmustern gefolgt sind, haben traditionelle Lebensentwürfe ihre Verbindlichkeit zunehmend eingebüßt.

In Bezug auf Partnerschaft, Beziehung und Familie waren vor allem diese Faktoren dafür verantwortlich:

Durch die Erfindung der „Anti- Baby- Pille“ wurde erstmals eine gezielte Familienplanung möglich. Es sinkt die Zahl der Kinder pro Familie (auch begünstigt durch den steigenden Wohlstand).

Frauen erkämpfen ihre Gleichberechtigung und lösen sich aus traditionellen Mustern. Sie sind nicht automatisch nur Hausfrau, sondern nehmen am Arbeitsmarkt teil. Dadurch werden sie viel unabhängiger vom „Mann als Ernährer“.
Beide Geschlechter müssen sich neu erfinden.

Für den Mann ist es sehr schwierig, einerseits „Mann zu sein“ und andererseits trotzdem die Frau und ihre neuen Freiheiten zu respektieren. Daraus resultieren bis heute eine Vielzahl von Rollenunsicherheiten und Beziehungsproblemen!

Ein Mann, der sich insgeheim eine treusorgende Hausfrau und Mutter wünscht, wird seine Frau geradezu vertreiben, wenn er sie in ihrer Freiheit einschränkt, sich lustig über sie macht oder sie unter Druck setzt.

Umgekehrt läuft auch der „neue Mann“ stets Gefahr, als „Softie“ zu gelten und dadurch langweilig und unattraktiv zu werden.

Noch schwieriger wird es dadurch, dass auch eine eigentlich emanzipierte Frau vielleicht gelegentlich den Kavalier oder Macho sucht oder umgekehrt die brave Hausfrau plötzlich Freiheiten beansprucht oder über ihre Gefühle sprechen will.
Die schlechte Nachricht ist: mit hoher Wahrscheinlichkeit prallen hier unterschiedliche Auffassungen aufeinander und in praktisch jeder Beziehung müssen auch Rollenerwartungen miteinander verhandelt werden.

Die gute Nachricht: wenn das gelingt, eröffnen sich für beide Partner sehr große Möglichkeiten und Freiheiten, die es nach traditionellen Mustern nicht gibt.

Egal ob man es gut oder schlecht findet: wir leben in einer Zeit, in der es so ist, wie es ist. Vielleicht ist es eine Übergangszeit und wir sind die Pioniere, die noch sehr schlecht vorbereitet sind, mit den unbekannten Anforderungen umzugehen.

In jedem Fall lässt sich festhalten, dass praktisch jeder junge Mensch zwischen 15 und 55 Jahren in seinem Leben die Erfahrung von Trennungen oder zumindest von schweren Beziehungskrisen gemacht hat.

Mit 30 Jahren hat der durchschnittliche Mensch von heute bereits drei gescheiterte ernsthafte Beziehungen hinter sich. Eine Beziehung zu führen, ist heute komplizierter als früher.

Gleichzeitig ist aber auch die Kompetenz stark gewachsen, befriedigende Beziehungen zu führen. Auch außerhalb des Musters „verliebt, verlobt, verheiratet“. Und selbst das ist noch längst nicht aus der Mode, denn selbst heutzutage halten noch zwei von drei Ehen.

4.2. Trennungserfahrungen sind „normal“ geworden

Ganz wichtig zu betonen scheint uns auch, dass sich die Bedeutung einer Trennung stark verändert hat.

Während früher eine Trennung gleichbedeutend war mit Schande, persönlichem Versagen, Schuld und viel mehr als heute auch mit Armut, so wird eine Trennung heute nicht mehr als „vermeidbares Übel“ angesehen.

Es gibt eine Reihe von Trennungen, die im beiderseitigen Einvernehmen getroffen werden und vom Umfeld akzeptiert werden.

In einer nicht repräsentativen Umfrage, die wir im Zusammenhang mit diesem Ratgeber gemacht haben, fanden wir heraus, dass es anscheinend nur eine Frage der Zeit ist, bis auch der Verlassene im Nachhinein die Trennung „gut“ oder „sehr gut“ akzeptiert.

Zu Beginn einer Trennung glauben fast alle Menschen, dass sie „lange“ (6-12 Monate) oder „sehr lange“ (länger als 1 Jahr) stark leiden werden.

Führt man aber eine Befragung im Nachhinein durch, so ergibt sich ein ganz anderes Bild:

Zu zurückliegenden Trennungserfahrungen befragt, gaben wenige an, „gar nicht oder sehr kurz“ (weniger als 1 Monat) sehr gelitten zu haben. Die meisten Menschen litten nach eigener Einschätzung „kurz“ (bis 3 Monate). Wenige gaben zur Antwort „lange“ (6-12 Monate) und nur ein Einziger antwortete, „sehr lange“ (länger als 1 Jahr).

Erstaunlicherweise ist die Dauer des Leidens kaum von der Dauer der Partnerschaft abhängig. Selbst nach Kurzzeitbeziehungen sind eher längere Leidensphasen möglich und umgekehrt sind nach langen Ehejahren relativ kurze Trauerphasen gar nicht so selten.

Und es ist auch nicht so, dass man umso verzweifelter leidet, je mehr man den Ex-Partner oder die Ex-Partnerin geliebt hat. Gute Prognosen, eine Trennung zu bewältigen, haben Menschen, denen es gelingt, einerseits „Trauerarbeit" zu leisten und sich andererseits umzuorientieren, ihrem Leben eine neue Richtung zu geben. Das erwähnen wir hier, weil diese Haltung Ähnlichkeit aufweist mit der von uns empfohlenen, um den Ex-Partner zurückzugewinnen.

Derjenige der die Trennung ausgesprochen ist, leidet übrigens anders. Grob zusammengefasst, hat die Person, die letztendlich geht, bereits in der Beziehung bestimmte Phasen der Trauer durchgemacht. Und die Gefühle nach der Trennung bestehen eher aus Schuld als aus gekränktem Stolz.

Es ist heutzutage unrealistisch geworden, ein Liebesleben ohne Trennungen zu führen.

Trennungen sind „normal" geworden. Sie stellen einen Lösungsversuch für einen Paarkonflikt dar.

Wenn Sie Ihren Ex-Partner oder Ihre Ex-Partnerin zurück gewinnen wollen, müssen Sie diese Lösung zunächst akzeptieren.

5. Wie fühlen Sie sich?

In diesem Kapitel geht es darum, dass Sie möglichst genau herausfinden, was seit der Trennung in Ihnen vorgeht und wie Sie sich fühlen.

Vielleicht finden Sie diesen Schritt überflüssig, weil Sie der Überzeugung sind, sich darüber schon sehr im Klaren zu sein.

Oder die Frage macht Sie sogar ärgerlich, denn es sollte ja klar sein, dass es Ihnen schlecht geht.

In jedem Falle sind wir fest überzeugt davon, dass **eine genaue Analyse Ihrer Gefühlslage der aussichtsreichste Weg ist, Ihre Trennungserfahrung zu bearbeiten und Ihrem Ziel einen entscheidenden Schritt näher zu kommen.**

Sie möchten Ihre Ex-Partnerin oder Ihren Ex-Partner zurückgewinnen. Vermutlich hat er bzw. sie mit Ihnen Schluss gemacht. Oder Sie haben die Beziehung beendet und bereuen es nun.

Das Entscheidende daran ist: zum jetzigen Zeitpunkt möchten Sie dic Beziehung wieder, Ihr Ex-Partner bzw. Ihre Ex-Partnerin aber nicht.

Sie sind darum in einer abhängigen Position. Von der Entscheidung Ihres Ex-Partners oder Ihrer Ex-Partnerin, ob er oder sie wieder mit Ihnen zusammen sein möchte oder nicht, hängt Ihr Glück ab.

Kennen Sie abhängige Menschen, die in glücklichen Beziehungen leben? Männer, die durch abhängiges Verhalten ernsthaft eine Frau beeindrucken? Oder Frauen, die durch Hinterherlaufen einen Mann an sich binden? Nein? Wir auch nicht.

Sie werden im Laufe der Zeit Ihre Abhängigkeit reduzieren. Den ersten Schritt dazu haben Sie bereits getan, indem Sie sich nicht mehr bei Ihrer/ Ihrem Ex melden und Abstand zu ihr bzw. ihm suchen.

Bevor Sie wieder bereit sind, Kontakt zu Ihrem Ex-Partner oder Ihrer Ex-Partnerin zu haben, müssen Sie in der Lage sein, die Beziehung und die Trennung mit ganz anderen Augen sehen.

5.1. So nutzen Ihnen Ihre Gedanken und Gefühle

Das gelingt, indem Sie sich über Ihre Gedanken klarwerden und Ihren Gefühle nachspüren. Keine Sorge, Sie müssen sich dazu nicht einsperren und auch nicht 24 Stunden am Tag nichts anderes machen.

Im Gegenteil, es kommt nicht darauf an, sich hinzusetzen und nachzudenken, sondern es geht vielmehr um eine innere Haltung dazu. Wichtig sind die prinzipielle innere Bereitschaft und Ehrlichkeit, mit der Sie sich dieser Aufgabe stellen!
Zehn Minuten am Tag mutiger Umgang mit Ihren Gefühlen sind erfolgreicher als stundenlanges Grübeln!

Bevor wir näher auf die Gefühle eingehen, die nach einer Trennung typischerweise auftreten, möchten wir Ihnen drei Gesetze für den Umgang mit Gefühlen vorstellen, die eine fast universelle Bedeutung haben und die Ihnen darum auch in vielen anderen Lebenskrisen helfen können:

Gesetz Nr. 1: Jedes Gefühl, das in Ihnen auftritt, hat einen Sinn !
Es gibt keine sinnlosen Gefühle. Jedes Gefühl ist wahr, berechtigt und hat einen Grund. Wir sind es gewohnt, Gefühle dahingehend zu unterscheiden, ob sie uns angenehm sind und uns glücklich machen oder ob sie Leid und Unglück beinhalten. Damit werden wir ihnen aber nicht gerecht. Auch unangenehme Gefühle wollen uns etwas mitteilen.

Gesetz Nr. 2: Gefühle sind keine Einzelgänger

Gefühle treten praktisch niemals so „rein“ auf, wie unser alltäglicher Sprachgebrauch es nahe legt. Oder wann haben Sie zuletzt „reine Freude“ erlebt oder „rasende, besinnungslose Wut“?

Gefühle sind sehr vielschichtig und sie treten als Ensemble in „Gefühlszuständen“ auf. Sie haben seltsame Verwandtschaftsbeziehungen. Besonders gerne treten sie mit Gegenspielern auf. Psychologen bezeichnen dies als „Ambivalenz“. Spüren Sie Ihren Ambivalenzen nach! Legen Sie sich nicht vorschnell fest!

Gesetz Nr.3: „Weh spricht: Vergeh! Doch alle Lust will Ewigkeit, tiefe, tiefe Ewigkeit“

Schon Nietzsche wusste also: Gefühle, Stimmungen und Gedanken vergehen schnell, wenn man versucht, sie festzuhalten. Und umgekehrt blieben sie gerade dann am hartnäckigsten, wenn man sie gern vergessen und loswerden möchte!

Auf den ersten Blick ist das gemein. Die Gefühle scheinen also ein Eigenleben zu haben und das Gegenteil von dem zu wollen, was wir uns wünschen.

Auf den zweiten Blick liegt darin eine große Chance, die einen besseren und bewußteren Umgang mit Gefühlen möglich macht:

Wehren Sie sich nicht gegen Gefühle, sondern nutzen Sie sie!

In einem Bild ausgedrückt: rudern Sie sich nicht gegen den Wind, sondern lassen Sie los und lernen Sie segeln!

5.2. Typische Gefühle nach der Trennung

Es gibt eine Reihe von Gefühlen, die bei den meisten Menschen direkt oder später nach der Trennung auftreten.

5.3.1. Von Liebeskummer, Last und Hoffnung

Die meisten Menschen, die von ihrem Partner verlassen wurden, leiden unter einem Gefühl von Niedergeschlagenheit.

Typischerweise äußert sich akuter Liebeskummer durch eine gedrückte Stimmung („mir geht es ganz dreckig"), ein geringes Antriebs- und Aktivitätsniveau („zu nichts Lust") und durch eine Einengung im Denken auf einige wenige oder ein einziges Thema („sie hat mich verlassen", „ich werde nie wieder glücklich"). Hinzu kommen oft psychosomatische Probleme wie kurzfristige Essstörungen (wir essen kaum oder es kommt zu Fressattacken) oder ein unregelmäßiger Schlaf-Wach-Rhythmus.

Diese depressiv gefärbte Phase ist langfristig gesehen äußerst gesund und hilfreich, um den Verlust und den Schock zu begreifen und uns die Bedeutung des Einschnitts deutlich zu machen. Ein wichtiger Teil im Leben fehlt ersatzlos und hinterlässt eine schmerzhafte Lücke.

So belastend diese Phase auch ist – sie kann uns davor schützen, zur Tagesordnung überzugehen, als sei nichts gewesen. Vielleicht denken Sie, Sie könnten jetzt gut auf die ganzen depressiven und traurigen Stimmungen verzichten. Aber möchten Sie eine Beziehung führen, in der Sie die Trennung gleichgültig hinnehmen?

Es ist hochgradig unterschiedlich, in welchem Ausmaß Niedergeschlagenheit auftritt, wie lange sie andauert und ob sie weitgehend in Reinform auftritt oder aber nur das vorherrschende Gefühl neben anderen ist.

Über Wochen oder gar Monate anhaltende Niedergeschlagenheit kann auf den Übergang in eine ernsthafte klinisch relevante Depression hindeuten und ist in jedem Falle abklärungsbedürftig !

Am häufigsten aber ist Niedergeschlagenheit das dominante Gefühl der ersten Tage oder Wochen. Es kann zwar sehr lange dauern, bis das vorrangige Lebensgefühl nicht mehr negativ durch die Trennung bestimmt ist. Aber nach und nach weicht die Niedergeschlagenheit der ersten Tage anderen Gefühlen, Gedanken und schließlich Stimmungen.
Sie können diesen Übergang beschleunigen, indem Sie sich nicht dagegen wehren. Natürlich können Sie sich gerne ablenken, wenn Ihnen danach ist und Dinge tun, die Ihnen gut tun, sich mit Freunden treffen etc.
Aber Sie haben es nicht nötig, die traurigen Gefühle zu verdrängen und zu fürchten!

Sie dürfen sich auch ein Stück weit der Hoffnung hingeben, bald wieder mit Ihrem Ex-Partner oder Ihrer Ex-Partnerin zusammen zu kommen. Sehr wichtig für den inneren Veränderungsprozess ist aber auch, dass Sie sich der Möglichkeit, dass Sie erfolglos bleiben, nicht völlig verschließen.

Anders ausgedrückt:
Wenn Sie voll und ganz von Hoffnung getragen wären, dann hätten Sie gar keinen Grund, traurig zu sein, weil Ihnen die Hoffnung ja sagt, dass Sie Ihren Ex-Partner oder Ihre Ex-Partnerin in Kürze wieder in die Arme schließen.

Aber wenn Sie sämtliche negativen Gefühle verdrängen, dann werden Sie nicht den Grund für Ihre Trennung erkennen und die Fehler, die Sie und Ihr Ex-Partner bzw. Ihre Ex-Partnerin gemacht haben! Vermutlich wäre Ihre Beziehung nach kurzer Zeit wieder an einem hoffnungslosen Punkt, denn was würde sich ändern? Nichts.

Darum ist es so immens wichtig, sich nicht in Hoffnung zu flüchten.

Das heißt natürlich nicht, dass Hoffnung schädlich oder verboten ist – ganz im Gegenteil! Die Hoffnung, mit Ihrer Ex-Partnerin oder Ihrem Ex-Partner zusammen zu kommen, verleiht Ihnen Kraft und Energie und kann Sie motivieren, Fehler zu erkennen und auch die dunklen Seiten der vergangenen Beziehung zu betrachten!

Hoffnung und Niedergeschlagenheit treten – besonders direkt nach der Trennung – gerne im Wechsel miteinander auf.

Beides sind Gefühle, die ziemlich häufig auftreten und ohne Probleme erkannt und wahrgenommen werden, weil es „erlaubte“ Gefühle sind.

5.3.2. Von Wut, Zweifel, Angst und Schuld

Ein weniger erlaubter Impuls, der sich häufig in die Stimmung nach einer Trennung mischt, ist Wut. Gefühle, die man sich nicht „erlaubt" oder die von außen tabuisiert werden, nimmt man selbst in der Regel schlechter wahr. Sie sind aber trotzdem vorhanden und wirksam.

Ein Teil von Ihnen ist möglicherweise sehr wütend. Auf sich selbst, weil Sie einen Fehler gemacht haben. Oder auf Ihren Ex-Partner bzw. Ihre Ex-Partnerin. Weil sie von Ihnen gegangen ist. Sie „im Stich gelassen hat". Weil sie alles vorschnell hingeworfen hat.

Nehmen Sie diese wütenden Gefühle in sich wahr und spüren Sie ihnen nach! Wenn Sie dies nicht tun würden und versuchten, die Gefühle zu verdrängen, dann wäre es nur eine Frage der Zeit, wann und wo die Gefühle wieder auftauchen. Sie werden wahrscheinlich keine bessere Gelegenheit finden, Ihre Wut wahrzunehmen und auszuleben als jetzt.

Egal wie wütend Sie sind: kontaktieren Sie bitte nicht Ihren Ex-Partner bzw. Ihre Ex-Partnerin, um ihm oder ihr wütende Vorwürfe zu machen. Selbst wenn Sie sich absolut im Recht fühlen.

Machen Sie dem oder der Ex Vorwürfe – aber bitte nur in Ihrem eigenen Kopf! Dem Ort, an dem Sie auch genüsslich Rachepläne schmieden können. Die Sie niemals in die Tat umsetzen werden. Aber darum geht es ja auch nicht. Sondern es geht um Ihr Erleben! Um unterschiedliche Phasen, die Sie durchlaufen müssen und um unterschiedliche Schichten, die Sie abtragen können.

Wenn Ihre Wut so stark sein sollte, dass Sie zweifeln, ob Sie mit Ihrer Ex wieder zusammen sein möchten, dann nehmen Sie Ihre Zweifel wahr, aber noch nicht als das letzte Wort. Oder anders ausgedrückt: hören Sie, was Ihre Zweifel Ihnen sagen. Aber hören Sie nicht auf Ihre Zweifel.

Ihre Zweifel sind eine Stimme in Ihnen. Eine neben vielen anderen Stimmen. Es geht gerade nicht darum, „die Wahrheit" herauszufinden. Sondern darum, unterschiedliche Anteile oder Stimmen in Ihnen zu hören.

Sollten Sie zweifeln, dann tun Sie dies bitte ausgiebig! An sich, an der Welt, an Ihrem oder iher Ex und daran, ob Sie ihn oder sie zurückerobern können oder möchten.

Stark zu (ver-) zweifeln kann sehr unangenehm sein, weil Fragen auftreten, auf die es zunächst keine Antworten gibt. Halten Sie sich aber vor Augen, dass es sehr sinnvoll ist zu zweifeln, um danach wieder Trost, Gewissheiten und festen Boden zu finden.

Ein Gefühl, das große Macht über das Handeln von Menschen haben kann, ist die Angst. Trennungssituationen sind häufig mit Angst verbunden. Insbesondere derjenige, der verlassen wird, leidet darunter, dass die bisher wichtigste Person im Leben die Entscheidung trifft, die Beziehung zu beenden.

Angst ist eng verwandt mit Ohnmacht und dem Verlust von Kontrolle.

Wovor haben Sie am meisten Angst?
Alleine alt zu werden? Nie mehr glücklich zu werden? Das Leben ohne den geliebten Menschen zu meistern? Nicht „beziehungsfähig" zu sein?

Je mehr Ihre Angst sich darauf bezieht, nicht klar zu kommen, desto mehr geht es in Zukunft darum, Ihr Selbstvertrauen zu stärken und Ihre Fähigkeit zu fördern, allein klar zu kommen. Das hilft Ihnen und macht Sie attraktiver (vgl. nächstes Kapitel).

Jetzt ist ein guter Zeitpunkt gekommen, um mutig zu werden! Wenn Sie schon allein da stehen, dann üben Sie sich in Mut, und sei es dem Mut der Verzweifelten („schlimmer kann es nicht kommen“).

Manche Menschen stellen am Ende einer Beziehung die Frage nach der „Schuld“ für das Scheitern. Dabei ist die Beziehung von Anfang bis Ende stets das Produkt zweier Menschen und beide Beteiligten tragen eine Verantwortung für das Scheitern oder das Gelingen.
Keiner der beiden Partner trägt die ganz überwiegende Schuld. Und erst recht kein Außenstehender.
Prüfen Sie, ob Sie möglicherweise sich selbst in Schuld wälzen oder den Ex-Partner oder die Ex-Partnerin beschuldigen, die Beziehung zerstört zu haben. Wenn ja, geben Sie bitte dem vermeintlichen Opfer einen Teil der Verantwortung zurück und erklären Sie keinen der Beteiligten zum Unschuldslamm oder zum Monster!

Je mehr Sie sich auf das Wahrnehmen konzentrieren und nicht auf das Beurteilen und Umsetzen, desto mehr können Sie es sich erlauben, auch ungerechte, trostlose und grausame Gedanken zu haben! Nutzen Sie also den neuen Abstand, den Sie gerade notgedrungen zu Ihrem Ex-Partner oder Ihrer Ex-Partnerin haben!

5.3.3. Sinnlosigkeit und Destruktivität

Eine Trennung nagt massiv an unserer emotionalen Basis. Der Verlassene fühlt sich oft wertlos, das Leben scheint keinen Sinn zu machen. Geht es Ihnen auch so?

Es ist völlig normal, eine tiefe innere Leere zu verspüren, wenn der Partner oder die Partnerin geht. Besonders Männer neigen dazu, sich unverletzlich zu zeigen, aber innerlich unter immer größeren Druck zu geraten.
Als Folge neigt gerade das „starke Geschlecht" zu aggressivem Verhalten. Die Aggressionen können sich dabei nach außen oder aber gegen sich selbst richten.
Exzessiver Alkoholkonsum oder ein riskanter Fahrstil beim Autofahren sind typisch männliche Muster, um den Druck abzubauen.

Vielleicht haben Sie gewalttätige oder anderweitige destruktive Gedanken und Phantasien gegen sich oder gegen Ihre Ex-Partnerin. Es besteht kein Anlass dazu, diese Gedanken zu zensieren. Nur wenn Sie sich von diesen Gedanken gar nicht distanzieren können oder ernsthaft befürchten, solche in die Tat umzusetzen, ist zwingend Hilfe notwendig durch einen Arzt oder Psychologen.

Solange es aber bei Gedanken und Phantasien bleibt und Sie nicht übermäßig darunter leiden, können diese Impulse Ihnen helfen, Ihr inneres Gleichgewicht wieder zu regulieren und nebenbei Einblicke in Ihr Seelenleben freigeben.

Tun Sie nichts, was Ihnen oder anderen schadet, sondern üben Sie einen liebevollen, sorgsamen Umgang mit sich selbst! Sorgen Sie für sich, das macht Sie stark und unabhängig!

5.3.4. Freude und Erleichterung

Bis zu diesem Punkt ging es vor allem um die dunklen, negativen und unangenehmen Gefühlszustände nach einer Trennung.

Bevor wir Sie einladen, sich zu fragen, was „das Gute am Schlechten" ist, möchten wir Ihnen noch einmal sagen: auch wenn Sie tief in sich so etwas wie Erleichterung oder Freude im Zusammenhang mit der Trennung verspüren, bestreitet niemand, dass Sie leiden!

Genauso wenig heißt es, dass Sie Ihre Ex-Partnerin nicht zurückerobern wollen oder sollten. Ganz im Gegenteil: dadurch, dass Sie in der Lage sind, durch das Ende der Beziehung eine Entlastung zu spüren, zeigen Sie ein großes Maß an Fehlereinsicht und emotionaler Kompetenz!

In diesem Sinne wünschen wir Ihnen geradezu, dass Sie in sich Anteile entdecken, die auf eine Erleichterung oder Freude hindeuten, dass Sie manche Probleme seit der Trennung nicht mehr haben.

Also, liebe Leserin, lieber Leser – daher die Frage, die Sie sich ehrlich beantworten sollten: was ist das Gute am Schlechten? Profitiere ich von der Trennung? Hat ein Teil von mir die Trennung gewollt? Sehe ich manchmal, wenn ich mich gut und mutig fühle, die neuen Chancen und Möglichkeiten, noch einmal ganz neu anzufangen?

Falls ja, dann beschließen Sie, dass Sie diese neue Freiheit nicht so ohne Weiteres wieder aufgeben möchten. Sie werden dadurch eine neue Energie verspüren, durch die Sie sich besser fühlen und gleichzeitig interessanter werden für Ihren Ex-Partner oder Ihre Ex-Partnerin.

Wir verlassen den Abschnitt über die Stimmungen und Gefühle. Die Gefühle aber bleiben. Und ändern sich. Schauen Sie genau hin. Sie werden dadurch wachsen und weiterkommen.

6. Was lief schief bei Ihnen?

Um es vorweg zu sagen: es gibt niemals den einen Grund für eine Trennung. Meistens stimmte schon seit längerem etwas ganz grundsätzlich nicht mehr. Ihr Ex-Partner oder Ihre Ex-Partnerin hat daraus die Konsequenz gezogen.

Mit hoher Wahrscheinlichkeit hat er Ihnen seine persönlichen Gründe genannt. Vielleicht erinnern Sie sich auch an eine Reihe von bewussten oder unbewußten Rettungsversuchen, Bemühungen um Lösungen oder an Streitereien, die keine dauerhafte Lösung brachten.
Versuchen Sie, sich nicht mit schmerzhaften Erinnerungen an die gescheiterten Lösungsversuche zu quälen. Oder Ihren Ex-Partner oder Ihre Ex-Partnerin ausgerechnet jetzt mit einer Kompromissbereitschaft zu beeindrucken, zu der Sie in der Beziehung nicht in der Lage waren. Planen Sie nicht den nächsten ultimativen Rettungsversuch.

Wenn Sie das täten, wären Sie wieder mitten im alten Streit und Gezerre. Genau das aber müssen Sie jetzt vermeiden.

Lassen Sie stattdessen erst einmal los.

Ihr Partner findet den Konflikt mit Ihnen im Moment unlösbar! Versuchen Sie bitte nun, die Probleme voll und ganz zu erkennen und nicht, sie zu lösen oder zu heilen!

In anderen Worten gesprochen: es geht erst einmal nur darum, die Probleme zu sehen und zu beschreiben. Besonders dann, wenn Sie bisher intensiv um eine Lösung gerungen haben, dann erleben Sie die reine Beschreibung vielleicht als Befreiung.

Wenn Sie in der Lage sind, die Trennung zumindest als ***eine*** legitime Möglichkeit zu betrachten, um den Konflikt zu lösen, dann sind Sie in genau dem inneren Gleichklang mit Ihrem Ex-Partner/ Ihrer Ex-Partnerin, in dem Sie die maximalen Chancen haben, sich wieder erfolgreich anzunähern.

Häufigste Trennungsursachen sind tiefe Verletzungen, missbrauchtes Vertrauen sowie ein generelles Gefühl des „Auseinanderentwickelns".

Verletzungen entstehen durch sehr vielfältige Verhaltensweisen. Typische Liebestöter sind:
den anderen ständig abweisen, ihn oder sie abwerten, lächerlich machen, nicht ernst nehmen, nichts zutrauen, nicht wichtig nehmen. Verletzend sind auch unterschiedliche Bedürfnisse nach Nähe, die sich im Erleben der Beteiligten

als „Klammern“ bzw. „aus dem Weg gehen“, als zu starker oder zu geringer Wunsch nach Zärtlichkeit und/ oder Sexualität abbilden. Wenn das auf Sie zutrifft, versuchen Sie ***beide Seiten*** zu betrachten.
Entwickeln Sie Verständnis für das Leiden Ihres Partners! Es geht jetzt nicht mehr darum, wer wann und womit Recht oder Unrecht hat, sondern darum, dass die Situation am Ende verfahren war!

Vertrauensbrüche rufen auch Verletzungen hervor, sind jedoch eher durch akute Auslöser bedingt, z.B. durch Fremdgehen, sich neu Verlieben oder einzelne massive Streitereien, in denen durch besonders tiefe Verletzungen etwas „kaputt gegangen“ ist. Eine lange Phase von gegenseitigen Verletzungen begünstigt Situationen und Verhaltensweisen, die mit einem Vertrauensbruch einhergehen.
Manchmal stehen aber auch persönliche Probleme von einem der beiden Partner im Vordergrund, welche nicht aus der Beziehung heraus zu erklären sind und die darum auch an anderer Stelle geklärt werden müssen (z.B. durch Psychotherapie). Dies in aller Deutlichkeit zu erkennen, kann zu einer festen Trennungsentscheidung führen. Wenn Sie aber der Wahrheit fest ins Auge sehen und vielleicht zu ähnlichen Erkenntnissen wie Ihr Ex-Partner oder Ihre Ex-Partnerin kommen, dann löst sich oft ein Knoten und die Liebe wird frei von der Last, nach dem ***Warum*** zu fragen.

Gerade dadurch wird häufig der Weg für ein gemeinsames Leben wieder frei!

Der dritte Hauptgrund für Trennungen ist das Gefühl, sich auseinander gelebt zu haben. Dies kann sich äußern durch ein sehr stark nachlassendes Interesse aneinander,
sehr unterschiedliche Vorstellungen von Freizeitgestaltung und immer geringer werdenden gemeinsamen Interessen.
Manchmal auch entwickelt sich ein Partner erheblich weiter, macht neue Erfahrungen, beschreitet neue Wege, der andere hingegen nicht. Fragen Sie sich ehrlich:
Passen Sie und Ihr Ex-Partner bzw. Ihre Ex-Partnerin noch zusammen? Sind Sie sich ganz sicher, dass Sie Ihren Partner so zurückwollen, wie er ist? Oder wünschen Sie ihn sich so, wie er einmal war? Versuchen Sie auch hier, die Sicht Ihres Ex-Partners bzw. Ihrer Ex-Partnerin einzunehmen, nämlich dass die Beziehung gescheitert ist!

Sehen Sie mit seinen bzw. ihren Augen auf die Beziehung und sagen Sie Ihrem Ex-Partner in Gedanken, dass Sie verstehen, warum er bzw. sie nicht mehr mit Ihnen zusammen sein kann oder möchte!

Wenn Ihnen das gelingt, geschieht zweierlei:

Sie erkennen die Hindernisse, die zwischen Ihnen stehen. Vor allem aber schaffen Sie dadurch eine neue Gemeinsamkeit mit Ihrem Ex-Partner bzw. Ihrer Ex-Partnerin und nähern sich dem anderen wieder an!

All dies geschieht zunächst nur in Ihnen als Ihr persönlicher innerer Prozess. Dieser Prozess ist noch sehr frisch und fragil, um damit zu Ihrem Partner zu gehen. Und Sie stehen noch zu sehr am Anfang. Aber es fehlt vielleicht nicht mehr sehr viel, bis Sie wieder den Kontakt zu Ihrem Ex-Partner oder Ihrer Ex-Partnerin aufnehmen können.

Erst sind wir mit Ihnen durch ein wahres Wechselbad der Gefühle gegangen. Dann haben wir versucht, die Fehler und Verletzungen, die es in der Beziehung gab, herauszufinden. Wir hoffen, dass Sie sich gut darauf einlassen konnten und dass Sie auf die ein oder andere Weise mit weniger offenkundigen Seiten von sich in Kontakt gekommen sind. Sie haben sich jetzt eine Verschnaufpause verdient. Erlauben Sie sich nun, einen Schritt weiterzugehen!

Das Kapitel über den Umgang mit den vorherrschenden Gefühlen und Stimmungen endet hier, nicht aber die weitere Betrachtung dessen, was in Ihnen ist und was die Trennung bewirkt. Im Gegenteil. Sie sollten nicht aufhören, sich besser zu beobachten als in der Zeit vor der Trennung! Dies ist der Schlüssel, um Ihre Ex-Partnerin oder Ihren Ex-Partner wiederzugewinnen und um eine bessere, stabilere Beziehung zu führen!

Gefühle werden erst mit der Zeit „leichter", vor allem dann, wenn sie erlebt und ausgelebt werden. Sie bleiben schwer und drückend, wenn sie verdrängt und nicht zugelassen werden.

Bevor es weitergeht, eine kleine Erinnerung:

Auch wenn es schwer fällt: es geht immer noch nicht um die Rückeroberung Ihres Ex-Partners/Ihrer Ex-Partnerin. Selbst wenn Sie meinen, bereits einen erheblichen Schritt weitergekommen zu sein, so viel verstanden zu haben und das ihm oder ihr endlich erklären zu müssen.

Wenn Sie das jetzt täten, dann wäre das mit großer Wahrscheinlichkeit total kontraproduktiv! Sie würden nach wie vor Ihren Ex-Partner oder Ihre Ex-Partnerin in die Enge treiben, Ihre Entscheidung nicht ernst nehmen und große Gefahr laufen, ihn oder sie noch weiter von sich weg zu treiben!

Sollten Kontakte mit Ihrem Ex-Partner oder Ihrer Ex-Partnerin unumgänglich sein, halten Sie den Kontakt nach wie vor kurz, seien Sie freundlich aber bestimmt, reden Sie möglichst wenig von sich. Sie dürfen ihr erzählen, dass

Sie sich viele Gedanken machen. Aber erzählen Sie lieber zu wenig als zu viel. Zu schnell sind Sie wieder in alten Mustern! Zu leicht schleichen sich schlechte Stimmungen, Vorwürfe oder einseitige Nähewünsche ein! Bleiben Sie noch ein wenig geduldig!

Zeigen Sie Ihrer Ex weder Wut noch Liebe noch Trauer noch Freude. Seien Sie höflich und respektvoll. Und verwenden Sie nach wie vor die Wunderwaffe:
Leiten Sie das Ende des Gesprächs ein, bevor der andere es tut!

7. Zurück ins Leben!

Vorbemerkung: Sie sollten sich mit diesem Kapitel befassen, wenn es Ihnen bereits deutlich besser geht als in der allerersten Schockphase. Sie sollten Ihre „Fassung" weitgehend zurückgewonnen haben und nicht mehr von durchgängig von morgens bis abends unter starkem Liebeskummer leiden. Sie sollten bereits ab und zu einmal wieder ein wenig lächeln und sich mit anderen Themen beschäftigen können.

Es ist wichtig, dass Sie nicht in Gefühlen von Angst und Trauer „festhängen".

Tipp: Wenn Sie das Gefühl haben, dass Sie hier noch ein wenig Hilfe benötigen, dann können Sie sich unser „Ex- Zurück- Masterset" näher anschauen: http://www.ex-zurueck-gewinnen.de/masterset
Das Masterset kann Ihnen helfen, wenn Sie das Gefühl haben, dass Sie sich für den nächsten bevorstehenden Kontakt mit Ihrem Ex-Partner noch ein wenig „emotionale Stärkung" gönnen möchten. Insbesondere die beiden Hypnosen können Ihnen helfen, wenn Sie noch stark unter Liebeskummer leiden und noch nicht 100 Prozent „stabil" sind, wenn Ihr Expartner sich heute bei Ihnen meldet.

Mehr Selbstvertrauen und genau die richtige Ausstrahlung:

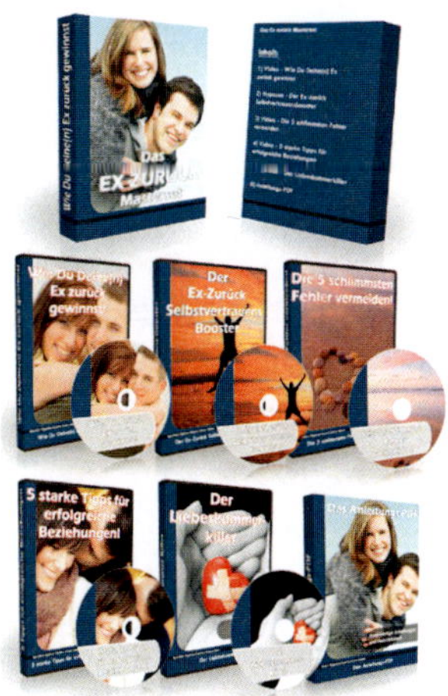

http://www.ex-zurueck-gewinnen.de/masterset

Sie wollen Ihren Ex-Partner oder Ihre Ex-Partnerin zurück. Das ist schön und gut. Aber das Leben macht leider nicht immer das, was wir wollen. Eine reelle Chance auf ein neues Glück gibt es nur dann, wenn auch Ihr Ex-Partner oder Ihre Ex-Partnerin Sie zurück will!
Einen wichtigen ersten Schritt dazu haben Sie bereits getan: Sie haben aufgehört, bedingungslos für Ihren Ex-Partner oder Ihre Ex-Partnerin verfügbar zu sein. Herzlichen Glückwunsch!

Der zweite Schritt ist genau so wirkungsvoll, macht aber viel mehr Spaß. Wir steigern jetzt ganz generell Ihren Marktwert in der Welt da draußen. Und es geht dabei in erster Linie um Sie, um Ihr Wohlbefinden und um Ihre Attraktivität.

Die Überschrift für diese Strategie lautet „aktiv sein".
Sie können sich ständig vor Augen halten, dass Sie Ihren oder Ihre Ex zurück wollen. Sie können aber auch einen Blick darauf werfen, dass Sie jetzt viele neue Möglichkeiten haben und außerdem eine Menge Zeit!

Vielleicht haben Sie Sorge, dabei Ihr eigentliches Ziel aus den Augen zu verlieren. Dann verraten wir Ihnen hier ein Geheimnis: solange Sie nichts sehnlicher wollen, als mit Ihrem Ex-Partner oder Ihrer Ex-Partnerin wieder zusammenzukommen, werden wir Sie dabei unterstützen! Aber das Ziel, das

wir noch viel wichtiger finden, ist: Ihnen soll es gut gehen! Wenn diese beiden Ziele sich überschneiden, umso besser.
In jedem Fall aber gibt es eine Verknüpfung zwischen diesen beiden Zielen:

Je besser es Ihnen geht, desto besser die Chancen, mit Ihrer Ex wieder zusammen zu kommen.

Darum stellen wir ab jetzt genau das wieder in den Mittelpunkt:

Ihnen soll es wieder gut gehen!

Nutzen Sie die Zeit! Tun Sie Dinge, die Sie bisher nicht tun konnten. Betreten Sie neue Pfade!

Diese Gründe sprechen für eine aktive Lebensweise:

1. Bisher hat Ihr Ex-Partner oder Ihre Ex-Partnerin gehandelt, indem er oder sie Sie verlassen hat (oder eine Beziehung mit Ihnen nicht mehr will). Daher wird es Ihnen gut tun, wenn ***Sie*** jetzt wieder handeln.

2. Vermutlich haben Sie im Laufe der Jahre gewisse Dinge vernachlässigt, die nur zu Ihnen gehören und nicht zur Beziehung. Es wird Ihnen gut tun, wieder etwas ***nur für sich*** zu tun!

3. Sie sollen nicht von einem Tag auf den anderen zur Partykanone werden. Es „darf" Ihnen auch weiterhin elendig zumute zu sein. Aber umso wichtiger ist es, dass Sie Bereiche entdecken, in denen Sie Kraft tanken können und wo Sie Momente der Freude erleben.

4. Sie werden dadurch attraktiver für andere Menschen in Ihrem Umfeld. Genießen Sie es, auch wenn Sie sich nur nach dem einen bestimmten Menschen sehnen!

5. Sie können nichts Besseres tun, um Ihrem Ziel näher zu kommen, als wieder an Kraft und Lebensfreude zu gewinnen.

Achtung: wenn Sie an dieser Stelle das Gefühl haben, dass Sie innerlich noch meilenweit entfernt von dem Motto „Zurück ins Leben" sind, dann sei es Ihnen erlaubt, das Buch erstmal wegzulegen. Lesen Sie nur dann weiter, wenn Sie in etwa zu mindestens fünfzig Prozent das Gefühl haben, für die erste Runde „genug gelitten" zu haben!

7.1. So können Sie anfangen

Sie sind bereit? Also, los geht´s!
Das allerwichtigste, was Sie tun sollten, ist Sport.

Wenn Sie bereits Sport treiben, ist das hervorragend. Sie können es intensivieren und sich neue Ziele setzen. Oder Sie probieren eine neue Sportart aus.

Wenn Sie körperlich eingeschränkt sind, suchen Sie sich sanfte Sportarten wie Nordic Walking oder Schwimmen.

Sie müssen Sport nicht mögen, sondern nur (möglichst einigermaßen gern) machen!

Wir raten Ihnen nicht nur, Sport zu machen. Am liebsten würden wir „darauf bestehen"! Warum? Weil Sie mit keiner anderen Tätigkeit einfacher und besser genau die Effekte erreichen können, um die es nun geht:

- Sie kommen in Bewegung!
- Sie tun sich etwas Gutes
- Sie bauen auf eine natürliche Weise Stress und Anspannungen ab

- Sie kommen auf andere Gedanken
- Sie können es ganz allein tun
- Sie strahlen Aktivität aus
- Sie bekommen einen attraktiveren Körper
- Sie signalisieren Veränderung

Fallen Ihnen weitere Hobbys oder Tätigkeiten ein, die Sie gern aufnehmen würden und die mindestens drei der genannten Effekte erfüllen?

Gut! Dann nutzen Sie die jetzige Situation, um neu durchzustarten! Nehmen Sie sich etwas vor, gehen Sie in die Welt!

Vielleicht wird es nach wie vor Tage geben, an denen die Welt grau in grau ist und Sie sich am liebsten zu Hause verkriechen möchten. Erlauben Sie sich auch das! Aber eben nicht nur. Machen Sie immer genau soviel, wie Sie Lust haben und im Zweifel ein kleines bisschen mehr.

Aber verfallen Sie auch nicht ins komplette Gegenteil- Sie haben es nicht nötig, sich ohne jede Pause in Aktivitäten zu ***flüchten***. Denn Sie wissen, dass Sie Ihre schmerzhaften Gedanken aushalten können. Und dass es der beste

Umgang ist, sie zu durchleben anstatt alle Energie darauf zu verschwenden, sie zu verhindern.
Erinnern Sie sich an das Bild: segeln Sie mit Ihren Gefühlen, rudern Sie nicht dagegen an.

7.2. Räumen Sie auf!

Aber nicht nur durch Ihre Freizeitbeschäftigungen und Hobbys sollte ein frischer Wind der Veränderung wehen.

Genauso gehören viele andere Bereiche auf den Prüfstand:

Wenn Sie allein wohnen, dann ist jetzt ein guter Zeitpunkt, um Ihre Wohnung zu verändern. Das kann von einigen Details bis zur Komplettrenovierung gehen! Falls Sie dabei auf Sachen stoßen, die Sie auf eine besonders schmerzhafte Weise mit Ihrem Ex-Partner oder Ihrer Ex-Partnerin verbinden, räumen Sie sie erstmal außer Sicht.

Falls Sie eine neue Wohnung beziehen müssen, dann richten Sie sie so ein, wie es nur Ihnen gefällt! Auch und gerade, wenn Sie genau wissen, dass es Ihrem Ex-Partner nicht gefallen würde.

7.3. Freunde in der Not

Wir wünschen Ihnen, dass Sie in der gesamten schwierigen Zeit die Erfahrung machen, wirklich gute Freunde um sich herum zu haben! Menschen, die jetzt voll und ganz zu Ihnen halten. Die Sie unterstützen oder die einfach nur für Sie da sind!

Im Optimalfall sind das einzig und allein Ihre eigenen Freunde und nicht auch die von Ihrem Ex-Partner.

Vielleicht machen Sie jetzt, wo Ihr Partner weg ist, die Erfahrung, dass Sie weitgehend alleine dastehen.
Dann haben Sie während der Beziehung einen wichtigen Lebensbereich vernachlässigt. Nehmen Sie sich jetzt fest vor, dass Ihnen das in der nächsten Beziehung nicht wieder passieren wird! Stellen Sie sich vor, wie es wäre, wieder mit Ihrem oder Ihrer Ex zusammen zu sein und trotzdem regelmäßig Ihre eigenen Freunde zu treffen!

Nutzen Sie jetzt die Chance für einen Neuanfang! Knüpfen Sie an alte Kontakte an oder bauen Sie einen neuen Bekanntenkreis auf. Treffen Sie sich mit Menschen, die Sie schon immer mal ganz nett fanden. Wenn Sie sehr schüchtern oder kontaktarm sind, dann bietet sich auch das Internet als

Kontaktforum an. Versuchen Sie aber unbedingt, auch Kontakte im realen Leben aufzubauen!

Ein sehr heikles Thema sind gemeinsame Freunde und Bekannte, die ebenfalls zu Ihrem Ex-Partner oder Ihrer Ex-Partnerin Kontakt haben. Nur im besten Fall gelingt es diesen gemeinsamen Freunden, zu beiden Menschen Kontakt zu halten, für beide Ex-Partner ein offenes Ohr zu haben und vor allem nicht Partei zu ergreifen für einen der beiden.

Versuchen Sie bitte niemals, Ihre gemeinsamen Ex- Freunde in irgendeiner Weise zu manipulieren!

Ziehen Sie nicht an ihnen, um sie auf „ihre Seite" zu bringen. Vermeiden Sie es unter allen Umständen, in Gegenwart von gemeinsamen Freunden sehr schlecht über die vergangene Beziehung oder über Ihre Ex-Partner oder Ihre Ex-Partnerin zu sprechen. Falls Sie das schon getan haben sollten, dann unterlassen Sie es zukünftig! Sie können Ihre Freunde um Entschuldigung bitten, falls Ihnen danach ist.

Verraten Sie den gemeinsamen Freunden auch keine Details über Ihren Ex-Partner oder Ihre Ex-Partnerin, die er oder sie niemals selbst erzählt hätte.

Bitten Sie Ihre gemeinsamen Freunde **nicht**, Ihnen zu helfen, damit Sie wieder zusammenkommen.

Horchen Sie sie nicht aus! Versuchen Sie auch nicht, Ihrem Ex-Partner oder Ihrer Ex-Partnerin über den Weg gemeinsamer Freunde Informationen zuzuspielen.

Die einzige Ausnahme dieser Regel besteht darin, dass Ihr Ex-Partner oder Ihre Ex-Partnerin möglicherweise über gemeinsame Freunde davon erfährt, dass Sie gerade dabei sind, sich zu verändern. Zum Beispiel dass Sie jetzt Sport treiben. Oder viel unter Leute gehen. Einen VHS- Kurs machen. Reiten lernen. Eine Reise gebucht haben. Aber auch hier gilt, dass es dies entweder von alleine passieren muss oder gar nicht. Sie sollten Ihre Freunde keinesfalls darum bitten!
Wenn solche Informationen auf einem natürlichen Weg zu Ihrer Ex- Liebe gelangen, dann hat das äußert positive Effekte. Sie signalisieren damit Aufbruch und Veränderung, Lebenslust und Aktivität.

Gemeinsame Freunde eignen sich nur bedingt als Ratgeber im Konflikt. Nutzen Sie dafür möglichst nur Ihre eigenen engen Freunde.

Sie sollten nicht den Fehler begehen, mit niemandem über Ihre Trennung zu sprechen. Man kann aber auch hier ins Gegenteil verfallen und möglichst jedem Nachbarn, Arbeitskollegen, entfernten Bekannten und Verwandten ungefragt alle Details der Trennung zu präsentieren. Auch das kann im Prinzip nur negative Folgen haben.
Wenn Ihr Redebedarf die Kapazität Ihrer Freunde übersteigt, wenden Sie sich an Internet- Foren.

7.4. Die äußeren Werte zählen

Jetzt kommt ein ganz wichtiger Rat:
Verändern Sie Ihr Äußeres! Tun Sie dies dezent, aber so, dass Ihr Ex-Partner oder Ihre Ex-Partnerin dies bemerken würde, wenn er Ihnen begegnen würde.

Sofern Ihr Ex-Partner männlich ist, bedenken Sie bitte, dass die zu bemerkende Veränderungen zwar nicht bedeuten muss, dass Sie sich die Haare pink färben, aber seien Sie lieber etwas großzügiger, damit es auch wirklich bemerkt wird. Als Mann können Sie in der Regel dezenter vorgehen. Ob dieses Klischee bei Ihnen zutrifft, können Sie selbst am besten beurteilen.

Wie Sie sich verändern, ist ganz und gar Ihnen überlassen. Einzige Bedingung ist, dass Sie sich mit der Veränderung wohl fühlen. Richten Sie die

Veränderung möglichst nicht danach aus, was Ihrem Ex-Partner / Ihrer Ex-Partnerin gefallen würde!

Sie können sogar bewusst Sachen ausprobieren, von denen Sie ahnen oder wissen, dass Ihr Ex davon nicht begeistert wäre!

Auf jeden Fall sollten Ihre Veränderungen dahin gehen, dass sie Sie attraktiver machen. Sie können also z.B.:

- sich einen guten Haarschnitt machen lassen
- einen neuen teuren Duft tragen
- mehr Wert auf Kleidung legen und z.B. gebügelte Sachen tragen
- als Mann ein Muss: die Schuhe sind das wichtigste Detail!
- als Frau: seien Sie sexy
- als Mann: Sie auch!
- als Frau: neue Schuhe sind weniger wichtig, tun Ihnen aber gut.

7.5. Andere Mütter haben auch schöne...?

Wir möchten Ihnen ausdrücklich empfehlen, mit anderen Menschen zu flirten! Warum, wenn Sie doch zu Ihrem Ex oder Ihrer Ex zurück möchten? Weil Sie in schon sehr kurzer Zeit in die Gelegenheit kommen könnten, mit Ihrem Ex-Partner zu flirten!

Unter Flirten verstehen wir ein unverbindliches „Balzverhalten", in dem wir unsere Attraktivität testen können und auf eine aufregende Weise mit dem anderen Geschlecht in Kontakt kommen. Jeder Flirtpartner kann jederzeit das Spiel beenden. Man kann intensiv flirten oder so leicht, dass das Gegenüber sich nicht einmal sicher sein kann, ob man gerade flirtet oder nicht!

Flirten kann man erlernen. Man muss es sich sogar auf dem einen oder anderem Weg aneignen, denn anders als beim Laubfrosch ist das menschliche Balzverhalten sehr variabel und nicht angeboren. Es ist ein großer Irrtum, dass Flirterfolge in erster Linie von äußeren Faktoren wie Aussehen, Einkommen, Status, guten Anmachsprüchen etc. abhängen. Wenn Sie also besonders gut aussehen, aber trotzdem wenig flirten, dann ist das die Erklärung dafür. Und umgekehrt: wer sich für weniger gut aussehend hält, verliert dadurch jede „Ausrede".

Wir raten Ihnen dazu, möglichst viel zu flirten, wann immer Ihnen danach ist! Aber natürlich nur und ausschließlich zu Übungszwecken! Sie sollen sich keinesfalls auf ein Date einlassen oder gar den Austausch von Körperflüssigkeiten! Zumindest nicht, solange Sie wirklich zu Ihrer Ex/ Ihrem Ex zurück möchten!

Machen Sie niemals und unter keinen Umständen den Eindruck, dass Sie sich offenkundig für andere Partner interessieren! Spekulieren Sie niemals darauf, dass Ihr Ex-Partner oder Ihre Ex-Partnerin eifersüchtig wird und deswegen zu Ihnen zurückkommt! Dies ist ein häufiger Fehler und vermutlich der häufigste falsche Rat, den man bekommen kann!

Sie sollen flirten, um das Spiel zwischen Mann und Frau zu spielen. Um wieder geschmeidig zu werden. Um Körbe zu bekommen und um selbst welche zu geben! Um Erfolge zu haben, angelächelt zu werden, rot zu werden und um heiße Ohren zu bekommen. Damit Sie bald schon fit sind für die Begegnung mit dem Partner Ihrer Träume, nämlich Ihrem Ex-Partner oder Ihrer Ex-Partnerin!

Wir versprechen Ihnen, dass sich Ihr Selbstbewusstsein und Ihre Lebensfreude sehr steigern werden, wenn Sie anfangen, unverbindlich zu flirten und daran Gefallen finden!

Selbst wenn Sie nur Ihren Ex-Partner oder Ihre Ex-Partnerin zurück wollen – sogar besonders dann – kann es Sie ganz enorm nach vorne bringen, aktiv flirten zu können.

Auf dieser Internetseite finden Sie konkrete Empfehlungen und Tipps und die besten Flirttipps des Beraterteams:
http://www.beraterteam.info/flirttipps

Sie sollten an dieser Stelle wieder eine Lesepause einlegen. Wären wir in einer persönlichen Beratungssituation, dann würden wir den nächsten Termin so wählen, dass eine Woche Zeit vergeht. Und Ihnen als Aufgabe mit auf den Weg geben, das Gelesene umzusetzen. Ihre Hausaufgabe: bitte flirten Sie innerhalb von 7 Tagen mit mindestens drei Menschen, die Sie wirklich attraktiv finden. Sie sollten diesen Personen mindestens ein eindeutiges Lächeln schenken ! Wenn Sie nicht der Typ sind, der dies auf offener Strasse kann, dann schauen Sie sich diese Auswahl empfehlenswerter Singlebörsen an:
www.ex-zurueck-gewinnen.de/partnerboersen

8. Woran Sie den richtigen Zeitpunkt erkennen

Wenn der richtige Zeitpunkt gekommen ist, dann dürfen Sie eine behutsame Wiederannäherung an Ihren Ex-Partner oder Ihre Ex-Partnerin wagen.

Bitte stellen Sie sich vorher aber absolut ehrlich die folgenden Fragen:

1. Haben Sie mindestens zwei oder drei Wochen keinen Kontakt zu Ihrer Ex-Liebe gehabt, der von Ihnen ausging? Falls der Kontakt von Ihrem Ex-Partner ausging: haben ***Sie*** nach kurzer Zeit das Aufbruchssignal gesetzt?

2. Haben Sie das Gefühl, durch ein emotionales Wechselbad gegangen zu sein und nun mehr Klarheit zu haben, was zur Trennung führte?

3. Haben Sie begriffen, dass Sie getrennt sind und dass die Trennung für immer sein könnte?

4. Haben Sie innerhalb der letzten drei Wochen oder länger keinen der genannten Fehler begangen?

5. Haben Ihnen Menschen aus Ihrem Umfeld mitgeteilt, dass Sie sich verändert haben?

6. Könnten Sie ein Nein Ihres Ex-Partners zumindest ansatzweise ***verstehen*** ?

7. Haben Sie sich gefragt, warum Sie die Beziehung wieder aufnehmen möchten?

8. Sind Sie ein liebenswerter Mensch, der etwas aus sich macht?

9. Sind Sie auch ohne Ihren Partner überlebensfähig und könnten möglicherweise ein sinnvolles Leben führen und Freude erleben?

Sie sollten möglichst jede dieser Fragen mit JA beantworten können. Falls Sie mehrere Fragen mit NEIN beantwortet haben, dann sollten Sie noch nicht weiter lesen, sondern zunächst über Ihre Neins nachdenken.

9. Den Kontakt wieder aufnehmen

Die letzten Vorbereitungen

Sie sind bis hierher tapfer den Weg mit uns gegangen. Sie haben sich gründlich angeschaut, was falsch gelaufen ist zwischen Ihnen und Ihrem Ex-Partner. Dann haben Sie angefangen, an sich zu arbeiten. Indem Sie sich Zeit für Ihre „emotionalen Aufgaben" genommen haben. *Für sich* einen

Neuanfang initiiert haben. Sie wissen jetzt, was Sie nicht tun dürfen und warum nicht.
Herzlichen Glückwunsch. Sie sind jetzt bereit, den Kontakt zu Ihrem Ex-Partner bzw. Ihrer Ex-Partnerin wieder aufzunehmen.

Der Strategiewechsel besteht jetzt darin, dass Sie die Kontaktsperre zwar nicht aufgeben, aber lockern.

Das heißt, seien Sie weniger rigide darin, Kontakte zu begrenzen, sondern lassen Sie sie laufen, solange sie gut laufen. Zusätzlich können Sie selbst gelegentlich und mit guter Planung den Kontakt aktiv aufnehmen.

Wie Sie den Kontakt wieder aufnehmen sollten, hängt sehr von der genauen Situation ab, in der Sie sich befinden. Davon ob Sie in den vergangenen Wochen gar keinen Kontakt hatten oder wenig Kontakt oder ob Sie Ihren Ex-Partner häufiger gesehen haben, z.B. bedingt durch gemeinsame Kinder, einen gemeinsamen Arbeitsplatz oder räumliche Nähe.
Falls Sie durch das Lesen dieses Ratgebers zu der Erkenntnis gelangt sind, dass Sie Ihren Ex-Partner oder Ihre Ex-Partnerin direkt nach der Trennung zu sehr bedrängt haben, dann warten Sie lieber etwas länger und überstürzen jetzt nichts!

Wenn Sie gar keinen Kontakt hatten, dann ist es sehr schwer, den ersten Schritt zu tun, denn Sie wissen ganz und gar nicht, mit welcher Reaktion Sie rechnen können. Etwas leichter wird es Ihnen fallen, wenn Sie die ganze Zeit immer wieder mal Kontakt hatten, dieser aber überwiegend von Ihrem Ex-Partner ausging.

In jedem Fall sollten Sie die Kontaktaufnahme so gestalten, dass Sie **Ihrem Ex-Partner alle Freiheiten lassen, den Kontaktversuch abzulehnen! Das ist enorm wichtig und steigert Ihre Chancen auf Erfolg erheblich.**

Sie können einen Brief schreiben und ein Treffen vorschlagen. Schreiben Sie ansonsten nichts oder nicht viel. Falls Sie anrufen, fragen Sie unbedingt, ob Sie gerade stören. Falls nicht, halten Sie das Gespräch sehr kurz und beschränken Sie sich ebenfalls darauf, ein Treffen vorzuschlagen.
Egal ob Brief oder Telefonat- verzichten Sie in jedem Fall auf große Vertraulichkeiten, auf Kosenamen, auf jede Art von Intimität. Falls Sie die Schriftform wählen, unterschreiben Sie lediglich mit Ihrem Vornamen ohne „Dein/e“ oder gar „in Liebe“ etc. Verzichten Sie auf jedes Kompliment und jeden intensiven Gefühlsausdruck.

Etwas einfacher ist es, wenn die Kontaktsperre bewirkt hat, dass Ihr Ex-Partner oder Ihre Ex-Partnerin sich häufiger gemeldet hat und sie den Kontakt regulieren mussten. Dann können Sie jetzt zwangloser den Kontakt wieder aufnehmen.

Das erste Date

Die wichtige Frage ist, wie Sie nun den Kontakt gestalten sollen. Gleichzeitig ist das die Frage, die wir Ihnen ohne Kenntnis der speziellen Situation nur ganz allgemein beantworten können:

Seien Sie authentisch, interessiert, aufmerksam, humorvoll, milde. Gestalten Sie den Kontakt „leicht". Versperren Sie sich nicht, über Ihre vergangene Beziehung zu sprechen, aber gestalten Sie es so, dass es sehr viel Distanz und Abstand dazu gibt. Bringen Sie die Milde, Leichtigkeit und Weisheit zur Geltung, die Sie in den letzten Wochen erworben haben. Sprechen Sie positiv von zukünftigen Beziehungen, die Sie irgendwann einmal führen möchten, wenn Sie eines Tages wieder dazu bereit sind!

Stellen Sie sich Ihren Ex-Partner oder Ihre Ex-Partnerin als jemanden vor, den Sie gerade erst kennenlernen. Als hätten Sie eine Verabredung mit einem Menschen des anderen Geschlechts, mit dem Sie sich möglicherweise vorstellen könnten, eine Partnerschaft einzugehen.

Achten Sie auch auf Ihr Äußeres: machen Sie sich ein bisschen zurecht, aber takeln Sie sich nicht auf. Wichtig ist, dass Sie sich möglichst attraktiv und wohl fühlen.

Überprüfen Sie den Rahmen. Wir empfehlen einen Ort, der zwanglose Unterhaltungen ermöglicht, aber auch mit Vergnügen oder Ablenkungen verbunden ist. Idealerweise bewegen Sie sich beide.

Gut geeignet ist z.B. ein gemeinsamer Zoobesuch oder auch ein Spaziergang im Wald. Es sollte eher kein Ort sein, der übermäßig mit Erinnerungen an die Beziehung verknüpft ist.

Ebenfalls wenig geeignet ist ein stilles Restaurant. Und geradezu ein Fehler wäre es, ins Kino oder Theater zu gehen und stundenlang schweigend nebeneinander zu sitzen.

Genau das ist jetzt das Geheimnis: Flirten Sie. Prüfen Sie sich gegenseitig. Spielen Sie das Spiel zwischen Mann und Frau.

Hören Sie dem anderen zu. Fragen Sie nach. Interessieren Sie sich! Und erzählen Sie interessante Dinge von sich. Sie haben eine Menge interessanter

Dinge zu erzählen und werden damit genau das Gefühl von Reiz und „Fremdheit“ erzeugen, das jetzt notwendig ist, um sich neu näher zu kommen.

Vermeiden Sie alle Fehler, die wir Ihnen zu Anfang nannten!!! Nach wie vor. Aber verbiegen Sie sich dabei nicht.

Ihre große Stärke liegt jetzt daran, dass Sie durch viele emotionalen Höhen und Tiefen gegangen sind. Sie haben die Trennung hingenommen und damit den Weg frei geräumt für einen Neuanfang. Sie haben viel für sich selbst getan und Sie haben hart um Ihre Ex- Liebe gekämpft. Sie sind dabei einer erfolgreichen Strategie gefolgt.

Seien Sie aber nach wie vor auf der Hut davor, jetzt alles zu überstürzen! Gehen Sie im Zweifel lieber zu langsam vor als zu schnell. Denken Sie nicht daran, wie schnell es aus ***Ihrer*** Sicht gehen könnte, sondern halten Sie sich vor Augen, dass Sie ***Ihren Ex-Partner*** bzw. ***Ihre Ex-Partnerin*** zurückgewinnen möchten.

Der erste Kuss

Wenn es jetzt „gut läuft“, dann kann es sehr schnell passieren, dass Sie bald wieder ein Paar werden. In dem Fall möchten wir Ihnen herzlich gratulieren und Sie zugleich im selben Satz davor warnen, jetzt leichtsinnig zu werden.

Es liegt ein weiter Weg vor Ihnen und Sie sollten weiterhin etwas dafür tun, dass die neue Liebe Bestand haben kann.

Wir raten Ihnen, sich nach wie vor sehr bewußt zu sein über die Grenzen und für die Distanz zwischen Ihnen und Ihrem Ex-Partner bzw. Ihrer Ex-Partnerin. Besonders Sie als der- oder diejenige, der um die Liebe kämpfen musste, sollte weiterhin darauf achten, nicht wie selbstverständlich immer und jederzeit verfügbar zu sein.
Beenden ***Sie*** ein Telefonat, wenn es am schönsten ist, indem Sie betonen, wie schön es war und dass Sie sehr gern bald wieder mit ihm oder ihr telefonieren möchten. Das gleiche gilt für die erste Verabredung, den ersten Abend und – wenn es soweit kommen sollte – die ersten Berührungen. Ziehen Sie nicht gleich wieder zusammen, falls Sie eine räumliche Trennung vorgenommen haben. Sehen Sie sich nicht gleich wieder so oft wie möglich, sondern machen Sie sich ein Stück weit rar und kostbar!

Falls Sie sich jetzt fragen, wie lange Sie besonders sensibel auf das Verhältnis von Nähe und Distanz zwischen Ihnen achten sollten:
Wir raten Ihnen, ab jetzt ***immer*** darauf zu achten. zumindest ein Bewusstsein dafür aufrecht zu erhalten. Sie sollen natürlich nicht Ihre Bedürfnisse verleugnen. Aber sie auch nicht ungebremst Ihrem Partner übertragen und versuchen, mit ihm oder ihr zu einer Einheit zu verschmelzen.

Ihr Neubeginn

Merken Sie es? Unser gemeinsamer Weg nähert sich dem Ende. Sie haben jetzt wieder den Kontakt zu Ihrem Ex-Partner oder Ihrer Ex-Partnerin hergestellt. Sie sind voller Ideen und Anregungen, wie Sie in Zukunft viele Dinge anders machen möchten. Sie wissen, was Sie an Ihrem Ex-Partner und Ihrer Ex-Partnerin haben. Und er oder sie weiß es hoffentlich auch.

Wir wünschen Ihnen eine sehr behutsame Annäherung aneinander. Und dass Sie sich neu ineinander verlieben, das in vollen Zügen genießen und sich wieder gemeinsam auf den Weg begeben.

10. Tipps und Tricks für stabile Zweierkisten

Analysieren Sie mit Ihrem Partner gemeinsam die Fehler, die zur Trennung führten. Der richtige Zeitpunkt kann dazu auch schon in der Wiederannäherungs-Phase gekommen sein, sofern Sie nicht das Gefühl haben, dass dadurch zu sehr Ihr Selbstbewusstsein (oder das des Partners!) untergraben wird. Spätestens wenn Sie wieder „fest" zusammen sind, müssen Sie sich aber der Auseinandersetzung stellen. In der Neuanfangszeit wird Ihr Partner die Entscheidung, es noch einmal zusammen zu versuchen, überdenken. Liefern Sie ihm keine „Entscheidungshilfe" für einen Rückzieher.

Aber auch nach der ersten erneuten Verliebtheit werden Sie um eine Auseinandersetzung über die Gründe der Trennung nicht herum kommen. Denn dann folgt die im günstigen Fall dauerhafte Phase der Nähe und des Vertrauens. Gefühle, die leicht enttäuscht werden können. Ohne Gegensteuern werden sich alte Konflikte erneut abzeichnen und aufreißen, die Beziehung erneut zerbrechen.

Schreiben Sie am besten auf, was Ihrer Meinung nach zur Trennung geführt haben könnte. Versetzen Sie sich dazu auch in die Lage Ihres Partners. Was könnte ihn an Ihrem Verhalten so sehr gestört haben, dass er bereit war, sich deshalb von Ihnen zu trennen? Was hat Sie an ihm gestört und möglicherweise in ständig gereizter Stimmung zu einer Wechselwirkung beidseitiger Unzufriedenheit geführt?
Es gibt niemals nur den einen Grund für eine Trennung. In der Regel hat sich die Situation durch eine Reihe an Ursachen hochgeschaukelt. Häufigste Trennungsgründe sind Vertrauensbrüche bzw. -missbrauch, tiefe Verletzungen und ein generelles Gefühl, sich auseinander gelebt zu haben. Das Gefühl des Vertrauensbruchs kommt häufig durch „Fremdgehen" oder den Eindruck, der Partner steht in Konflikten und bei persönlichen Problemen nicht ausreichend zur Seite. Man fühlt sich vernachlässigt und allein gelassen. Verletzungen entstehen oft, wenn man den Partner lächerlich macht, abwertet oder ständig abweist.

Seien Sie bei der Konfliktanalyse ehrlich zu sich selbst, auch wenn es manchmal schmerzhaft ist. Nur das bewusste innere Eingestehen von Schwächen und Fehlern führt zu ihrer Vermeidung. Dafür werden Sie nicht nur mit einer stabileren Beziehung belohnt, sondern auch mit mehr Selbstbewusstsein als Mensch, der eigene Schwächen überwunden hat.
Suchen Sie das Gespräch, die Auseinandersetzung über die Konfliktpunkte mit Ihrem Partner. Sie sollen auf keinen Fall sich oder den Partner schlecht oder klein machen. Seien Sie einfach bereit einzugestehen, dass ein Anteil am Scheitern der alten Beziehung auch bei Ihnen liegt, egal, wer am Ende die Trennung ausgesprochen hatte. Fragen Sie Ihren Partner, was ihn am meisten an Ihrem Verhalten gestört hat. Oft merkt man ja selbst seine Eigenheiten oder Schwächen gar nicht oder sie erscheinen einem ganz normal. Falls Ihr Partner Probleme mit dem Selbstwertgefühl haben sollte, entwickeln Sie eine gemeinsame Strategie, dauerhaft „eine Augenhöhe" zu erreichen. Erfolg funktioniert in einer Beziehung nur gemeinsam.
Besprechen Sie mit ihm, wie Sie beide zukünftig mit Konflikten umgehen, ohne dass sie zu Streit und gegenseitigen Verletzungen führen. Vereinbaren Sie gegebenenfalls feste Regeln, zum Beispiel das Respektieren gegenseitiger Grenzen.
Die Auseinandersetzung mit sich selbst und im Dialog mit dem Partner ist ein fortwährender Prozess. Bleiben Sie dauerhaft wachsam, ob sich unangenehme Gefühle und Störungen einschleichen, die, wenn sie nicht eingestanden bzw.

offen ausgesprochen werden, zu ernsthaften Belastungen für die Beziehung und letztendlich wieder zur Trennung führen können. Die Aufgabe, immer offen und wachsam für die Befindlichkeiten des Partners zu sein, sichert Ihnen ein gutes Gefühl von gegenseitiger Aufmerksamkeit und Wertschätzung.

Erhalten Sie auch die Spannung in der Beziehung aufrecht, vermeiden Sie Routine und Langeweile! Überlegen Sie gemeinsam, was Sie von der Beziehung erwarten und was die jeweilige Seite besonders schätzt bzw. glücklich macht. Geben Sie diesen schönen Dingen mehr Raum als früher, zum Beispiel mit kleinen gemeinsamen Genüssen im Alltag und gemeinsamen

Unternehmungen. Achten Sie darauf, dass Sie als Eltern regelmäßig „Paar-Zeit" ohne Kinder organisieren und genießen. Laden Sie die Beziehung positiv auf!

Lernen Sie aus der Trennung und vergessen Sie sie niemals. Dann hatte sie einen Sinn und wird Sie stärken für die zukünftige Beziehung mit Ihrem Ex-Partner oder Ihrer Ex-Partnerin.

Hören Sie auf Ihr Herz und vertrauen Sie auf Ihre Kraft. Die Dinge werden so kommen, wie sie kommen sollen.

Hiermit endet der Strategieteil unseres Komplett-Pakets. Im zweiten Teil erfahren Sie, was Sie ganz konkret in nahezu jeder erdenklichen Praxissituation tun können.

Wir empfehlen Ihnen an dieser Stelle noch einmal, unseren Newsletter zu lesen. Wir liefern Ihnen nicht nur Tipps, wie Sie Ihre(n) Ex zurückgewinnen können, sondern widmen uns auch anderen Themen rund um Liebe, Beziehung, Neubeginn und wie man gut mit sich selbst umgeht. Und wir schreiben zu Themen, die unsere Leser sich wünschen. Wir freuen uns auf Sie.

Herzlichst,
Ihr Beraterteam

„Mach einfach den ersten Schritt im Vertrauen.
Du brauchst nicht den ganzen Weg zu sehen.
Mach einfach den ersten Schritt."
(Martin Luther King, Bürgerrechtler)

Buch Zwei- Das große Praxishandbuch

Die Beziehung ist zu Ende. Das große Grübeln beginnt. Wir quälen uns nur noch durch den Tag. Manchmal sitzen wir auf dem Sofa und bleiben dort vom Frühstücks-TV bis zum Mitternachtsprogramm. Wir können nicht mehr lachen, nicht mehr essen, nicht mehr schlafen. Die Beziehung ist zu Ende und jetzt verfolgen uns tausend quälende Fragen. Die nach dem „Warum?" ist unter ihnen die größte.

Die allermeisten Trennungen, die in der heutigen Zeit passieren, entbehren aber tatsächlich jeglicher Grundlage. Das ist ein trauriger Zustand! Jede Trennung, die wir in unserem Leben verursachen oder erleben, macht unser Beziehungsleben nicht einfacher, sondern nur noch komplizierter. Die Suche nach der großen und ewigen Liebe ist zu einer unendlichen Geschichte geworden.

Was Liebe ist und wie Liebe zu funktionieren hat, wird uns mehr und mehr durch die Medien vermittelt. Das Idealbild einer Beziehung ist in der heutigen Welt weder durch die Wissenschaft definiert, noch dadurch wie andere

Pärchen eine funktionierende und glückliche Beziehung führen, sondern basiert nahezu ausschließlich auf der medial vermittelten „Wirklichkeit".
In dieser seltsamen Märchenwelt gibt es Menschen, die treffen sich und passen zusammen. Einfach so. Dieses Gegenüber muss zwar auch erst einmal gefunden werden, aber das ist nach neunzig Minuten Spielfilmlänge auch erledigt. Bevor es Beziehungsprobleme gibt, geht die Titanic unter oder die Hochzeitskutsche fährt dem Sonnenuntergang entgegen. Aber können Sie mit Gewissheit sagen, dass „Pretty Woman" nach vier Monaten nicht schon wieder auf dem Strich gejobbt hat? Beschreibt uns Rosamunde Pilcher den Ehealltag, in welchem der Lord sich lieber schlafend stellt, während die Gräfin frustriert in ihr rosa Nachthemd heult? Sind wir Zeuge dessen, wie Susi ihrem Strolchi die Nase abbeißt und ihm bitter vorwirft, die Spaghetti wie ein Schwein zu fressen?
Nein.

Und das aus gutem Grund. In dieser medialen Märchenwelt gibt es keine jahrelange und mühsame Beziehungsarbeit. Hier wird selten thematisiert, dass eine Beziehung zu führen ein wirklich anstrengendes Vorhaben ist. Eines mit lauter Rückschlägen und Hürden, denn keine Beziehung bekommt die Perfektion in die Wiege gelegt. Auch Ihre Beziehung nicht! Deswegen lohnt es sich auch, eine Beziehung nicht einfach aufzugeben.

Es ist zwar in Promi-Kreisen schick, eine ausreichende Anzahl von Trennungen vorweisen zu können, aber glücklich werden auch die Stars davon nicht. Höchstens der Publicity tut es gut.

An einer wirklichen Partnerschaft müssen zwei Menschen arbeiten und Zeit investieren. Viel Zeit sogar, denn die Probleme gehören zu einer Beziehung und wenn diese auftreten, ist das nicht bereits ein Grund zur Trennung. Diese Option sollte eigentlich nur die letzte Lösung sein.

Folgende Gründe sprechen für eine Trennung:

- körperliche Gewalt
- seelische Gewalt

Beide Gewaltformen sind strafbar. Körperliche Gewalt bedeutet, dass einer oder beide Partner handgreiflich werden. Dabei ist es egal, ob Mann oder Frau den Partner angreift. Ob es „nur" ein Schubsen oder eine Ohrfeige war. Jede Form körperlichen Einsatzes gegen den anderen ist Gewalt und führt zu Verletzungen.

Aber auch Schläge nur anzudrohen ist schon Gewalt – das wissen viele nicht. Diese Form nennt man „psychische Gewalt“. Drohungen, Stalking, Mobbing, Demütigungen... alles, was Sie in Ihrer seelischen Gesundheit (absichtlich) beeinträchtigen soll, was Sie manipuliert oder erpresst, das ist seelische Gewalt.

Viele nehmen diese Gewaltform nicht so bewusst wahr und das liegt häufig daran, dass man Attacken auf die Seele anders wahrnimmt. Ein Tritt gegen das Schienbein verursacht einen heftigen blauen Fleck, den kann man sich ansehen und so begreifen, was passiert ist. „Du bist dermaßen hässlich, ich schäme mich für dich“ hinterlässt genauso eine Verletzung, auch wenn sie nicht sichtbar ist. Um diesen Schmerz auszuhalten, verleugnen viele dem Partner zu liebe diese Gewalt.

Wenn Frauen Opfer von Gewalt werden, stellen sie leicht ihre eigene Wahrnehmung in Frage. Sie sagen dann: “So schlimm ist es nicht.“ oder „Das war ja meine Schuld, hätte ich nicht...“.

Männer, denen Gewalt angetan wird, neigen hingegen eher dazu, die Vorfälle beschämt kleinzureden. Immerhin gilt es in unserer Gesellschaft immer noch als ein Zeichen von Schwäche, wenn ein Mann sich „schlagen lässt“. Egal ob mit Worten oder mit Körpereinsatz. Ich muss nicht erwähnen, dass das althergebrachter Schwachsinn ist. Kein Mensch ist ein Weichei, wenn er zum Opfer von Gewalt wird, egal, welches Geschlecht er hat.

Eine gesunde Beziehung kann nur auf Basis der Freiwilligkeit und des gegenseitigen Respekts funktionieren. Darum sind diese beide Trennungsgründe so wichtig. Es kann sich unbedingt lohnen, seinem gewaltbereiten Partner beizustehen und ihn nicht zu verlassen, aber nur, wenn er sich seines Problems glasklar bewusst ist und nicht nur etwas dagegen unternehmen will, sondern schon aktiv handelt! Ansonsten gilt: Sie sind die wichtigste Person, Sie und Ihre körperliche Unversehrtheit und psychische Gesundheit. Nehmen Sie das ernst.

Vielleicht wundern Sie sich, dass ich keine weiteren Trennungsgründe aufgezählt habe. Es gibt tatsächlich noch welche, die ich nachvollziehbar finde:

- extrem unterschiedliche Lebensplanungen (z. B. Kinderwunsch)
- einer oder beide verweigern es, dazuzulernen und Probleme zu erkennen
- ein Partner verbittet sich ausdrücklich eine neue Beziehung mit dem anderen

Jeder andere „Grund“ für eine Trennung ist hinfällig. Man kann definitiv, wenn es beide wollen, an allem arbeiten.
Es ist einfach nicht wahr, dass der oder die „Richtige“ einfach kommt und alles ist gut, sondern es ist harte Arbeit, eine Partnerschaft zu führen, die glücklich ist und glücklich bleibt.
Mich ärgert der weitverbreitete Irrglaube, dass Beziehungsarbeit doch eigentlich schon ein Anzeichen dafür wäre, dass die Beziehung zum Tode verurteilt ist. Genau umgekehrt ist es richtig! Die wahre, echte Beziehung ist Arbeit. Und wer nie Probleme hat, wer nie streitet, der hat schlicht keine Liebesbeziehung. Zwei Liebende müssen und dürfen sich aneinander reiben. So funktioniert eine Beziehung und nicht anders.
Als Beziehungscoach werde ich damit konfrontiert, auf welche Weise Beziehungen scheitern. Wie unglaublich viel Kummer die Betroffenen leiden, wie sie mit Zweifeln und Selbstvorwürfen ihre innere Schönheit, sie ihr

Selbstbewusstsein zerstören. Dabei wäre es so leicht, dem Schlimmsten vorzubeugen. Es müsste einfach nur zur Selbstverständlichkeit werden, dass es den Prinzen und die Prinzessin nicht gibt. Es gibt diese romantische Liebe definitiv nicht. Aber das soll kein Grund sein, allem abzuschwören.

Es gibt etwas viel Besseres als schicksalhafte Liebe zu einem Idealbild. Und das ist die Liebe zu einem echten Menschen. Diese Liebe zu einem echten Menschen, der nicht Ihren Romeo oder Ihre Prinzessin spielen muss. Diese Liebe könnte das größte Abenteuer Ihres Lebens werden, wenn Sie denn erstmal begreifen, dass es gar nicht dieses „richtig“ und „falsch“ gibt. Legen Sie den Glauben ab, dass Liebe, dass Ihr Gegenüber so und so zu sein hat. Und dann lassen Sie uns sehen, wie wir Ihren Ex-Partner mit dem neuen Wissen zurückerobern können. Denn darum haben Sie sich dieses Buch doch zugelegt, oder? Gern möchte ich mit Ihnen die Erfahrungen aus meiner Coachingpraxis teilen. Dies ist Ihre Chance, nicht in beliebte Fallen zu tappen und sich selbst bei der Rückeroberung selbst im Weg zu stehen!

Bevor es losgeht!

Jede Trennung erzeugt einen so tiefen Schmerz, dass wir Monate, ja sogar manchmal Jahre brauchen, um darüber hinwegzukommen – umso wichtiger sollte es eigentlich sein, dass eine Beziehung nicht allein deswegen schon scheitert, weil man gar nicht weiß, wie eine Partnerschaft funktioniert. Es gibt auf dem Buchmarkt tolle Ratgeber, es gibt zahllose Seminarangebote, es gibt auch in Ihrer Umgebung glückliche Paare. Schnuppern Sie in diese Thematik immer mal wieder rein, seien Sie ein Detektiv in Sachen „glückliche Beziehung“. Ganz nach dem Motto: Vorbereitung ist alles. Wenn es wieder zu einer Beziehung kommt, dann sind Sie gewappnet und tappen nicht mehr in die gleichen Fettnäpfchen.

Nun wollen wir gleich loslegen und Sie fit für die Rückeroberung Ihres Ex-Partners machen. Steigen wir ein mit dem größten Irrtum, dem Sie frisch getrennt unterliegen könnten!

Ein beliebter Fehler ist es, dem Ex-Partner zu erläutern, dass die ganze Trennung ein riesiger und für beide schädlicher Irrtum ist. Das bringt keinen Erfolg. Garantiert nicht. Im Gegenteil, es würde enorm schaden! Was bleibt also an Möglichkeiten?

Es gibt einen Weg, der wirklich Erfolg verspricht, der auch Ihnen helfen wird, Ihren Ex-Partner zurückzugewinnen. Wie dieser Weg funktioniert und wie Sie ihn in Ihrer ganz eigenen Trennungssituation optimal nutzen können, all das erfahren Sie in diesem Ebook. Gleich werde ich nochmals im Schnelldurchlauf die Strategie erläutern, mit welcher sich der Ratgeber „Ex zurück gewinnen“ unseres Beraterteams beschäftigt. Wenn Sie ganz sicher gehen wollen oder diese Strategie tiefer studieren möchten, so lege ich Ihnen den Ratgeber gern ans Herz. Es ist das Basis-Werk, an welches sich unser Coaching-Team hält.

Wie geht es nun in diesem Ebook weiter? Jedes Kapitel beschäftigt sich mit einem Sonderfall und seinen besonderen Stolpersteinen. So kann ich Ihnen verschiedene Situationen vorstellen, wie sie mir immer wieder beim Coaching begegnen. Es macht dabei unbedingt Sinn auch jene Kapitel zu lesen, deren Situation nicht oder nur in Teilen auf Sie zutrifft. Warum? Sie können anhand von Fallbeispielen dazulernen, sich Kniffe abschauen, diese für Ihre individuelle Lage anpassen und sich so aus all den gelieferten Informationen Ihre Strategie zusammenbauen. Das klingt ein bisschen nach Ikea, oder? So leicht ist es dann natürlich doch nicht, aber ich verspreche Ihnen: Wenn Sie erstmal Ihre Strategie und Kniffe „zusammengebastelt" haben, dann haben Sie dafür aber auch garantiert ein Ergebnis, das nicht wackelt und wirklich ein Leben lang halten kann!

Und zuguterletzt: Damit wir die Angelegenheit nicht noch mit Worten komplizierter machen, spreche ich in diesem Buch von dem „Ex-Partner" und bezeichne damit den Partner, den Sie zurückhaben wollen, egal ob Mann oder Frau.

„Anfangs wollt ich fast verzagen,
und ich glaubt, ich trüg es nie;
Und ich hab es doch getragen-
Aber fragt mich nur nicht, wie?"
(Heinricht Heine, deutscher Dichter)

Die Grundausrüstung, um den Ex-Partner zurück zu bekommen

Orientierung

Wie konnte das nur passieren und warum passiert es gerade Ihnen! Sie wurden von Ihrem Partner verlassen? Sie haben vielleicht sogar selbst Schluss gemacht? Oder Ihnen steht das alles noch bevor?
Egal wie nun alles kam oder kommen könnte, Sie befinden sich wahrscheinlich im Ausnahmezustand. Ihre Freunde, Bekannte und Familie haben Ihnen vielleicht schon den einen oder anderen Ratschlag gegeben. Wenn dem so ist, dann haben Sie jetzt vielleicht eine reichhaltige Auswahl von unterschiedlichen Ratschlägen, aus denen Sie schöpfen könnten, wenn sich nicht alle widersprechen würden. Na großartig!
Verlieren Sie nicht den Mut. In diesem Buch erfahren Sie, wie Sie die effektivste Methode nutzen, um Ihren Ex-Partner zurückzugewinnen. Keine gut gemeinten Ratschläge und Tipps, sondern fundierte Informationen, wie Sie an Ihr Ziel gelangen.

Ich stelle Ihnen die beste Methode vor, welche Ihnen wirklich die Chance gibt, Erfolg zu haben. Ich zeigen Ihnen, wie Sie in den verschiedensten Fällen diese Methode auch so anwenden können, dass sie in Ihrer Situation von Nutzen ist. Ich kann Ihnen nicht garantieren, dass die Methode jedes Mal erfolgreich funktioniert. Aber ich kann Ihnen garantieren, dass sie erfolgreicher funktioniert, als alle anderen.

Darf ich vorstellen: Die Kontaktsperre

Welche Methode eigentlich?

Die Rede ist von der Kontaktsperre. Wenn Sie Ihren Ex-Partner zurück möchten, dann ist die Kontaktsperre die effektivste Methode, den Partner zurückzubekommen.

Und wie funktioniert eine Kontaktsperre?

Kurz gefasst: Die Beziehung ist zu ende und Sie brechen den Kontakt ab.

Ja, wir meinen damit wirklich, Sie melden sich nicht mehr bei Ihrem Ex-Partner!

Und das soll funktionieren?

Ja! Es gibt keine effektivere Methode, wenn man die Kontaktsperre richtig einsetzt. Wie Sie das richtig anstellen, das erfahren Sie ausführlich im ersten Ratgeber „Ex zurück gewinnen“. Für diejenigen, die dieses Ebook noch nicht gelesen haben, fasse ich gern das Wichtigste kurz zusammen.

Das Grundkonzept einer Kontaktsperre sieht folgendermaßen aus:

In der ersten Woche gilt die **absolute Kontaktsperre**. Sie versuchen jeden Kontakt zu vermeiden und verhindern jeden Kontaktversuch von der anderen Seite.

In der zweiten und dritten Woche vermeiden Sie weiterhin von Ihrer Seite jeden Kontaktversuch. Sollte Ihr Ex-Partner versuchen Sie zu erreichen, dann bleiben Sie freundlich, doch Sie halten das Gespräch so kurz wie möglich und beenden den Kontakt zuerst. Sie nutzen jetzt eine **nüchterne Kontaktsperre.**

Ab der vierten Woche können Sie die Kontaktsperre langsam lockern. Sie suchen aber auch weiterhin nicht den Kontakt zu Ihrem Ex-Partner. Seine Kontaktversuche können Sie aber inzwischen annehmen. Doch diese beenden weiterhin Sie. Jetzt können Sie aber die Länge ausbauen und damit beginnen, Ihrem Ex-Partner zögerlich die Chance zu geben, wenn er danach verlangt, Sie auch zu sehen. Sie nutzen jetzt eine **gelockerte Kontaktsperre**.

Sollte sich Ihr Ex-Partner um Sie bemühen, dann können Sie ab der fünften Woche beginnen, zurückhaltend auch den Kontakt von Ihrer Seite zu suchen.

Warum die Kontaktsperre überhaupt funktioniert, verblüfft immer wieder.

Warum funktioniert diese Taktik überhaupt?

Ganz einfach: Sie setzen Ihren Ex-Partner auf Entzug! Es fällt Ihnen vielleicht gerade schwer zu glauben, aber nur weil Ihr Ex-Partner die Beziehung beendet hat, bedeutet dies noch lange nicht, dass es ihm nun hervorragend geht. Ihr Ex-Partner hat selbst Entzugserscheinungen nach Ihnen. Die

Entscheidung die Beziehung zu beenden, bedeutet nicht, dass er sofort über Sie hinweg ist. Das geht einfach nicht! Niemand kann das!
Was die Kontaktsperre hart ausgedrückt versucht zu erreichen, ist, dass Ihr Ex-Partner rückfällig wird. Und die besten Chancen gewinnen Sie hierfür, wenn Sie eine Kontaktsperre verhängen. Sie melden sich also nicht mehr bei Ihrem Ex-Partner, Sie entziehen sich, Sie geben ihm nicht mehr das Gefühl, dass Sie endlos um die Beziehung trauern. Was Sie jetzt tun, das ist folgendes: Sie versuchen Ihr Leben fortzusetzen. Sie ziehen die Konsequenz aus der Trennung und zeigen: Der Zug fährt genau jetzt ab!
Ihr Ex-Partner, der nun selbst Entzug hat, kann sich dann aber nicht mehr mit kleinen Dosen von Ihnen über Wasser halten. Er kann nicht auf Sie zurückgreifen, bis er stabil genug ist, sondern die Beziehung ist zu ende und Sie sind jetzt weg. Damit geben Sie Ihrem Ex-Partner die größtmöglichste Entzugserscheinung.

Die Fehler oder was alles nicht funktioniert!

In unserer Coaching-Praxis haben wir eine Erfahrung gemacht. Es reicht nicht, wenn wir mitteilen, was man nicht tun sollte, sondern man muss die Konsequenzen aufzeigen. Das wollen wir nun anhand von vier Beispielen.
Wir stellen Ihnen jetzt Franziska vor. Sie hat es in einer halben Stunde geschafft, eigentlich alle Fehler zu begehen, die Ihr einen Neuanfang verbauen.

DIE HYSTERISCHE

Franziska stand mit einem Ticket für die Fußball WM und einer roten Rose bei Tim vor der Tür. Sie klingelte. Er öffnete und schaute sie verwirrt an, fragte was sie hier machen würde. Die Beziehung sei schließlich zu Ende. Darauf brach sie in Tränen aus, sagte, dass sie ohne ihn nicht leben könne. Sie die Trennung nicht überstehen würde, sie sich das Leben nehmen würde. Tim war bestürzt, versuchte sie irgendwie zu trösten. Er sagte, dass es ihm leidtut, aber es vorbei wäre. Dann fing sie sich wieder und meinte, dass doch alles nur daran liegen würde, dass ihm seine Mitmenschen völlig gleichgültig wären und er einen total miesen Charakter hätte, er ein Schwein wäre. Sie schon immer darunter gelitten hätte, aber dass sie ihn eben über alles lieben würde. Nicht ohne ihn könnte. Tim wusste sich irgendwann nicht mehr zu helfen und schloss die Tür. Aus seiner Wohnung hörte er Franziskas schluchzen noch über eine Stunde. Er war mit dem Nerven völlig am Ende. Später schickte ihm Franziska noch 14 SMS, auf die er alle nicht antwortete und versuchte ihn fast 20 Mal anzurufen. Tim ging an diesem Tag sehr, sehr erschöpft in sein Bett und hoffte inständig, dass diese Trennung bald überstanden wäre, und ihn Franziska nicht mehr belästigen würde.

Franziska war eines für Tim: Stress. Tim hatte sich schweren Herzens zur Trennung entschieden. Er hatte lange mit sich selbst gerungen, ob es die richtige Entscheidung war. Als er sich dann wirklich von Franziska trennte, fiel ihm selbst zuerst einmal die Decke auf den Kopf. Nach diesem Tag mit Franziskas Aktionen fühlte sich Tim jedoch in seiner Entscheidung bestärkt. Er musste den Kampf gegen Franziska nur gewinnen, um seine Interessen durchzusetzen.

Was wäre jedoch passiert, wenn Franziska stattdessen eine Kontaktsperre eingesetzt hätte? Tim hätte sich mit seiner Entscheidung alleine auseinandersetzen müssen. Er hätte das Gefühl des Vermissens erlebt. Er hätte Franziska nicht aktiv abwehren müssen. Tim wäre sicherlich irgendwann neugierig geworden. Er hat ja damit gerechnet, dass Franziska ihm nun die Hölle heiß macht. Er hat sich darauf vorbereitet. Aber nun: Funkstille. Tim wäre auf sich selbst zurückgeworfen worden. Das Vermissen hätte beginnen können.

Als nächstes machen wir Sie mit Ricardo bekannt.

DER PENETRANTE ROMANTIKER

Vor drei Wochen wurde er von Jasmin verlassen. Heute hat sie Geburtstag. Er hat sich nun etwas ganz Besonderes ausgedacht. Er hat in einer Nacht- und Nebelaktion vor ihrem Haus mit 3000 Rosen ein Herz gelegt. Der nächste Tag. Jasmin bemerkt es zuerst gar nicht. Erst als ihre Geburtstagsgäste eintreffen, wird sie auf das Herz aus Rosen aufmerksam. Zuerst ist sie geschmeichelt, aber dann peinlich berührt und schließlich verärgert. Jasmin empfindet es als einen unfairen Angriff von Ricardo, sie denkt, dass er ihr den Geburtstag vermiesen wollte, ein schlechtes Gewissen machen wollte. Allein wie viel Ricardo hier für die Rosen ausgegeben hat, wertet sie als pure Erpressung. Alle Geburtstagsgäste sprechen sie darauf an. Jasmin ist schließlich völlig genervt. Abends sammelt sie mühsam die Rosen ein und entsorgt die 3000 Rosen in Mülltüten. Was das für Ricardo dann bedeutet hat, das müssen wir wohl nicht weiter ausführen.

Das dritte Beispiel:

DIE NERVTÖTENDE

Katharina war nach der Trennung am Ende. Sie starrte nur noch ihr Handy an. Warum nur meldet er sich nicht, warum nur sagt er ihr nicht, dass dies alles nur ein Albtraum ist? Am dritten Tag wählte sie seine Nummer. Er nahm nicht ab. Sie rief immer wieder und immer wieder an. Es könnte ja sein, dass er gerade duscht, er es nicht hört, er im Auto sitzt ... Katharina schickte eine SMS nach der anderen. Am späten Abend schickte ihr Ex-Freund eine einzige SMS: „Katharina, du hast mich heute 68 Mal angerufen und 34 SMS geschrieben. Findest du das nicht ein bisschen krank!?“ Für Katharina ging eine Welt unter.

Ähnlich ging es Peter:

DER ZERRISSENE

Peter rief Martina 4 Tage nach der Trennung an. Er wusste es eigentlich besser. Er wusste bereits, dass wenn er sich jetzt meldet, er sich nicht beherrschen kann, und dass es dann wirklich vorbei ist. Ja, er hatte sogar das Gespür dafür, dass er eigentlich lediglich ein bisschen Geduld aufbringen müsste. Er kannte Martina ja nun schon seit 7 Jahren. Sie war ihm keine Fremde. Aber er hielt es einfach nicht aus. Er hielt es keine Sekunde mehr länger aus. Diese schreckliche Ungewissheit. Das musste ein Ende haben! Er rief Martina an. Er ließ alles raus. Er weinte, er jammerte, er bettelte, er stellte ein Ultimatum, ja er drohte sogar. Mit Martina kam er nicht wieder zusammen. Doch wenn Peter zurückdenkt, dann ist ihm heute klar, dass er in diesem Moment eigentlich nicht die Absicht hatte, Martina zurückzugewinnen, er ja irgendwie wusste, was er damit anrichtet, sondern er wollte unbewusst, dass diese ganze Ungewissheit endlich ein Ende nehmen würde. Er wusste, da war noch Hoffnung, mit dem Anruf vernichtete er jedoch davon jeden Keim. Peter konnte diese Situation einfach nicht aushalten.

Anhand dieser Beispiele können Sie bestimmt nachvollziehen, warum es absolut unwirksam, ja sogar schädlich ist, unüberlegt zu handeln. Sie wollen etwas von Ihrem Ex-Partner. Um die Chancen zu erhöhen, das Gewünschte auch zu bekommen, sollten Sie sich gut vorbereiten. Dazu gehört es, zu wissen, was andere falsch gemacht haben und daraus für sich Schlüsse zu ziehen. Hätten die Beispielpersonen von der Kontaktsperre gewusst, wären ihre Rückeroberungsversuche garantiert anders verlaufen! Sie haben diese Chance, dazuzulernen und es besser zu machen - nutzen Sie diese!

Kontaktsperre trotz Schweinehund

Die Kontaktsperre ist die effektivste Methode. Aber obwohl Sie auf diese Weise wirklich die Chance haben, Ihren Ex-Partner zurückzugewinnen, haben Sie einen mächtigen Gegenspieler: Ihren inneren Schweinehund.

Sie haben wahrscheinlich eine Ahnung davon, dass es niemandem mit blutendem Herzen leicht fällt, so eine Kontaktsperre durchzuhalten. Sie sind damit nicht allein. Und es ist völlig normal, dass Ihnen dieser Weg schwerfällt.

Schon nach wenigen Tagen und trotz bester Vorsätze will man den Ex-Partner sofort anzurufen und keine Minute mehr länger warten. Eine Coachingteilnehmerin beschrieb das mal besonders treffend als eine Art Juckreiz:

„Nach einer Nacht allein wollte ich nur noch seine Stimme hören. Das war wie so ein Juckreiz mit dem Verbot, sich nicht kratzen zu dürfen. Furchtbar!“

Das Vermissen ist unerträglich. Das Telefon so nah, das Handy noch viel näher. Man könnte eine SMS schreiben oder eine E-Mail. Es ist nicht leicht dabei zu bleiben, sich nicht zu melden. Es gibt so viele Versuchungen und viel zu viel Möglichkeiten, mit dem anderen in Kontakt zu treten.

Doch ich gebe Ihnen jetzt einige Tipps und Tricks, wie Sie die Kontaktsperre besser durchhalten:
Nach einer Trennung ist man oft erstaunlich einfallslos und selbst das Einkaufen erscheint nicht selten als viel zu anstrengend. Wie kann man dann auch noch eine Kontaktsperre durchhalten?
Verbannen Sie alles, was Sie an Ihren Ex-Partner erinnert aus Ihrem Blickfeld. Umso mehr Gegenstände Sie rund um die Uhr an Ihren Ex-Partner erinnern, so schwerer fällt Ihnen auch die Kontaktsperre.
Löschen Sie die Nummer Ihres Ex-Partners auf Ihrem Handy, sodass Sie diese bei dem Gedanken an einen Anruf zuerst einmal manuell eingeben müssten.
Löschen Sie auch alle SMS-Nachrichten, denn selbst wenn Sie seine Nummer löschen, könnten Sie immer noch eine dieser SMS-Nachrichten zum sofortigen Anrufen nutzen.
Wenn Sie Alkohol trinken und es ein bisschen mehr wird: Schalten Sie Ihr Handy lieber aus. Sie könnten später sonst dazu verleitet sein, sich bei Ihrem Ex-Partner zu melden.
Löschen Sie Ihren Ex-Partner aus allen Freundesliste auf sozialen Netzwerken wie facebook, studivz, myspace und Chatprogrammen
Suchen Sie sich einige Freunde, die Sie anrufen können, mit denen Sie reden können, wenn Sie schwach werden und denen Sie von Ihrer Trennung

erzählen können. Verteilen Sie dabei Ihren Kummer am besten auf mehrere Ohren, das entlastet Ihre Freunde und hält Ihre Freundschaften stabil.
Wenn der Drang sich zu melden nahezu unüberwindbar erscheint, dann rufen Sie stattdessen Freunde an, treffen sich mit diesen oder Sie gehen auch erst einmal raus an die frische Luft. Es wird Ihnen nicht helfen, wenn Sie den ganzen Tag Ihr Handy beobachten und ständig nachsehen, ob es versucht mit Ihnen Kontakt aufzunehmen.
Vermeiden Sie das permanente Überprüfen, ob Sie nicht doch einen Anruf, ob Sie nicht doch eine SMS bekommen haben oder ob nicht doch heute ein Brief für Sie ankam – am Ende wurde er noch im falschen Briefkasten eingeworfen?!
Machen Sie sich nicht verrückt. Wenn Ihnen das Einhalten gelingen soll, dann müssen Sie sich nun selbst beschäftigen und sich vor allem selbst viel Gutes tun.
Und wenn Sie das tun, Sie also Tätigkeiten nachgehen, die Ihnen Freude bereiten, dann lenkt Sie dies ab und trägt zu Ihrem Wohlbefinden bei. Es gibt aber noch einen weiteren Sinn. Wenn Sie sich mit etwas anderem als der Trennung beschäftigen, dann fällt es Ihnen leichter, auch mit Ihren Gedanken nicht permanent bei der Trennung und dem Ex-Partner zu verbleiben, weil Ihr Gehirn, ob Sie es wollen oder nicht, auch mit diesen anderen Eindrücken beschäftigt ist.

In der akuten Schockphase nach der Trennung rate ich dringend davon ab, sich der Trauer auszuliefern. Das heißt in der Praxis:

Hören Sie auf, ungebrochen über Ihre Liebe nachzugrübeln. Bohren Sie nicht in Ihrer Wunde. Direkt nach der Trennung ist der ungünstigste Moment sich über die Trennung Gedanken zu machen. Etwas Sinnvolles kommt jetzt sowieso nicht dabei heraus. In der ersten Zeit gilt: Ablenkung ist alles! Das wird nicht immer gelingen und es ist auch kein Beinbruch, wenn Sie in ein Loch fallen. Versuchen Sie jedoch, sich so vielen Ablenkungen wie möglich auszusetzen.

Noch ein Tipp: Wenn Sie Musik hören, halten Sie Distanz von all den Songs, die Sie an Ihre Beziehung oder die Trennung erinnern. Jetzt bloß keine Herzschmerzlieder! Ganz sicher haben auch Sie Ihre ganz individuelle Gute-Laune-Lieder-Sammlung. Kramen Sie die heraus und bringen Sie sich in Stimmung. Sie merken schon, worauf ich wieder hinaus will. Trauern gehört zum Trennungsprozess. Aufstehen und kämpfen aber auch!

Neue Macht dank Kontaktsperre

Wenn Sie mit der Kontaktsperre beginnen, dann erhoffen Sie sich natürlich nichts sehnlicher, als dass sich ihr Ex-Partner bei Ihnen meldet. Sie befinden sich in einer Art Ohnmacht. Umso mehr Zeit vergeht, umso ungeduldiger werden Sie. Doch dann kommt der ersehnte Anruf. Sie sind völlig aus dem Häuschen, denn Ihr Ex-Partner ist am Telefon. Er meldet sich bei Ihnen!

Nun passiert es leicht, dass Ihre ganzen angestauten Emotionen aus Ihnen herausfließen und Sie Ihren Ex-Partner förmlich damit erschlagen. Wenn Sie sich nicht in der Verfassung dazu fühlen, sich zurückzuhalten, dann gehen Sie erst gar nicht ans Telefon. Rufen Sie auch nicht später zurück. Warten Sie auf den nächsten Anruf. Sie haben sich bis hierhin nämlich etwas ganz Entscheidendes erkämpft: Am Zug zu sein, wieder Herr der Lage zu sein. Sie sind nicht mehr ohnmächtig, sondern mächtig. Gratulation dazu, das ist ein toller Erfolg!
Damit Sie besser vorbereitet sind, gewöhnen Sie sich am besten gleich an, jeden Anruf erst nach ein paar Sekunden entgegenzunehmen. Viele Menschen neigen nämlich dazu, einen Anruf so schnell es geht entgegenzunehmen. Wenn Sie allerdings mit diesen Wartesekunden einen Anruf von Ihrem Ex-Partner annehmen, beginnen Sie das Gespräch zumindest nicht völlig überstürzt. Selbst wenn Sie gar nicht damit gerechnet haben, dass es Ihr Ex-Partner ist, werden Sie so nicht völlig überrumpelt sein. Also eiserne Regel: Bis vier zählen, dann rangehen und das Atmen nicht vergessen.
Doch bei dem Kontaktversuch des Ex-Partners lauert eine weitere Gefahr. Nur all zu oft verbirgt sich hinter der doch so nett scheinenden Geste ein Kontrollanruf. Mit diesem kann sich Ihr Ex-Partner versichern, dass Sie quasi noch in seinem „Besitz“ sind. Denn auch wenn Ihnen das gerade schwerfällt zu glauben, auch wenn Sie verlassen wurden, möchte Ihr Ex-Partner dennoch nicht, dass Sie nun sofort einen neuen Partner finden. Auch er ist ja noch nicht

über Sie hinweg. Doch verfallen Sie nicht dem Irrtum, dass Sie Ihre Chancen erhöhen, wenn Sie nun eine dritte Person erfinden oder absichtlich hinzuziehen, also Eifersucht provozieren. Wirksam ist nämlich allein die Ungewissheit. Deswegen geben Sie bei dem ersten Anruf nicht Ihr ganzes aktuelles Leben preis. Sie sind viel unterwegs, Sie haben viel zu tun und jetzt müssen Sie auch schon wieder los.

Ihr schönes Leben während der Kontaktsperre

Die Kontaktsperre kann einige Zeit in Anspruch nehmen und währenddessen nur darauf zu warten, dass sich der Ex-Partner meldet, ist reine Zeitverschwendung.
Nutzen Sie die Zeit!
Sehen Sie die Kontaktsperre als eine Art Trainingslager. Hier bereiten Sie sich auf einen neuen Beziehungsstart vor. Und dafür müssen Sie sich in Form bringen.
Warten Sie bis die schlimmste Trauerphase vorbei ist. Halten Sie sich daran, sich selbst viel Gutes zu tun. Wenn Sie das Gefühl haben, dass Sie wieder etwas nüchterner denken können, machen Sie sich auf Fehlersuche. Nehmen Sie dabei die Rolle Ihres eigenen Anwaltes ein. Klagen Sie sich nicht an, sondern betrachten Sie die Lage, so weit es Ihnen eben möglich ist, sachlich. Es kann gut sein, dass Sie dafür mehrere Anläufe brauchen und immer wieder frustriert oder genervt abbrechen. Das ist völlig in Ordnung. Nehmen Sie sich die Zeit, Sie bestimmen Ihr Tempo, sind Ihr eigener Boss.

Hier ein paar der Fragen, die ich auch in Beratungen stelle:

Ist Ihnen klar, warum es zum Ende der Beziehung kam?
Was waren die Gründe, die Ihr Ex-Partner genannt hat und welche Gründe könnten wirklich dahinter gestanden haben?
Was lief während Ihrer Beziehung schief?
Wie hätte Ihre Kommunikation besser sein können?
Über was haben Sie in der Beziehung nicht gesprochen, aber hätten es vielleicht damals schon tun sollen?
Wie hätte das Beziehungsende vermieden werden können?

Versuchen Sie zu verstehen, wie es zum Ende der Beziehung kam. Für einen Neuanfang verbergen sich hier wichtige Antworten. Sie können diesen Fragenkatalog jedoch nicht an einem Tag beantworten und doch wäre es zu spät, wenn Sie sich darüber erst Gedanken machen, wenn Sie bereits einen neuen Beziehungsversuch gestartet haben. Wenn Sie sich jetzt diese Zeit und Mühe nicht nehmen, dann riskieren Sie, dass selbst wenn Sie Ihren Ex-Partner zurückgewinnen, es schon nach kurzer Zeit wieder zu einer Trennung kommt. Nach der Trennung ist es vor allem wichtig, dass Sie sich ausreichend Gutes tun. Wenn Sie können, dann gönnen Sie sich einen kleinen Urlaub, einen Wochenendausflug. Machen Sie, was Ihnen Spaß macht. Wenn Sie bereits Sport treiben, dann hören Sie damit nicht jetzt aus lauter Frust auf! Sollten Sie noch keinen betreiben, dann fangen Sie damit an. Ja, treiben Sie Sport! Wie oft hört man den Ratschlag: Fangen Sie mit Sport an. Als wäre das ein Allheilmittel. Die Wahrheit ist nur: Es ist ein Allheilmittel. Es ist nur nicht so leicht, dabei zu bleiben, es auch regelmäßig anzuwenden.

Ist Ihnen bewusst, dass Sie mit Ihrer Einstellung zu sich selbst, einen unglaublichen Einfluss darauf haben, wie andere Sie wahrnehmen? Haben Sie sich selbst gern? Finden Sie sich selbst schön?

Ich habe Ihnen zuvor geraten, Sport zu betreiben. Das Tolle am Sport ist: Sie bekommen sofort ein besseres Körpergefühl. So viele Menschen scheuen Sport, weil Sie gewisse Ziele vor Augen haben: „Wenn ich meinen Körper so und so formen würde, dann würde ich mich wohlfühlen!"

Machen Sie damit Schluss!

Wer Sport betreibt, fühlt sich nämlich sofort besser. Die Traurigkeit weicht, die düsteren Gedanken und die Lebensmüdigkeit verblassen. Sport muss gar nicht erst irgendein Ziel erreichen. Auch wenn Sie nur heute an diesem einen Abend Ihre Jogging-Schuhe auspacken, werden Sie sich danach besser fühlen.

Ich schlage Ihnen ein Experiment vor: Sie bestimmen die Sportart und ich den Zeitpunkt.

Okay, ich warte kurz, bis Sie sich für einen Sport entschieden haben...

Fertig?

Gut, mein Teil des Experiments ist es, den Zeitpunkt zu nennen.
Und der wäre:
Jetzt!
Ich habe gute Argumente: Sie haben gerade die freie Zeit, sonst wären Sie gerade nicht mit der Lektüre beschäftigt. Außerdem wissen Sie jetzt, dass Sport gegen Kummer nur einen Zweck erfüllen soll: Er soll gegen Kummer helfen. Pfeifen Sie auf irgendwelche Fitnessziele, kann Ihnen doch egal sein! Es geht darum, sich schön zu fühlen, wieder im Körper „anzukommen" nach der ganzen Aufregung. Also, starten Sie jetzt durch!
Es gibt aber noch weit mehr, was Sie tun können. Nach einer Trennung ist das Selbstwertgefühl meistens extrem tief im Keller. Verlassen zu werden, wird oft als eine sehr verletzende persönliche Bewertung aufgefasst.
Aber Sie können Ihr Selbstbewusstsein wieder stärken. Ihre Freunde können einen Teil dazu beitragen, dass Sie von sich wieder ein besseres Bild gewinnen. Dafür müssen Sie aber wieder unter Menschen gehen.
Unternehmen Sie Dinge, die Ihnen Spaß machen, verfolgen Sie Ihre Hobbys und Interessen. Und wenn Sie da schon einmal dabei sind, dann nutzen Sie doch noch eine weitere Medizin: Flirten Sie.
Ein Mann, dem ich bei der Rückeroberung half, blickte mich sehr ernst an, als ich ihm das sagte.
Ich: Flirten Sie, das wirkt Wunder.

Er: Mir ist nicht danach. Sie verstehen wohl nicht. Ich habe meine geliebte Frau verloren! Ich liebe sie, ich bleibe ihr treu, trotz Trennung. Ich flirte garantiert nicht, niemals.
Ich: Warum legen Sie sich selbst solche Regeln auf? Sie sind ein freier Mann, Sie wollen doch Ihre Frau zurück?
Er: Natürlich!
Ich: Und wie soll das gehen, wenn Sie nicht genügend Kraft und Selbstbewusstsein getankt haben?
Er: Hm.
Sie wollen Ihren Ex-Partner zurück, aber das muss Sie nicht daran hindern, sich jetzt ein bisschen Fremdbestätigung holen. Reden Sie mit dem anderen Geschlecht, lernen Sie andere Menschen kennen. Dabei soll es jedoch bleiben, beim Flirten und Reden. Es darf nicht dazu dienen, Ihren Ex-Freund eifersüchtig zu machen. Allein Ihnen soll es wieder ein besseres Selbstbild geben. Und unverbindliches Flirten ist hierfür ein hervorragend geeignetes Mittel. Nutzen Sie es!
Oftmals verwehren sich Menschen nach einer Trennung jedem Gespräch und jedem Flirt mit dem anderen Geschlecht. Das ist aber alles andere als förderlich. Gerade in jenem Moment, an dem man mit dem eigenen Ego sowieso schon am Boden ist, gerade dann verzichtet man auch noch mit Absicht darauf, dass man selbst angelächelt wird. Für was soll das gut sein? Viele begründen es damit, dass Sie ja Ihren Partner zurückwollen und gar

nicht an einen anderen Partner denken können. Es geht hier aber gar nicht um einen anderen Partner, es geht um Ihr Selbstwertgefühl und zu flirten bedeutete absolut nicht, dass man mit jemand anderem eine Beziehung eingeht oder eingehen will. Es ist ein kurzes Spiel mit einem geheimen, gegenseitigen Sympathiebekunden.
Sollten Sie denken, dass Sie darin völlig ungeübt sind, dann ist jetzt der genau passende Moment, dass Sie noch einmal dazu lernen. Es gibt auch noch einen praktischen Grund, warum Sie darauf nicht verzichten können: Sie wollen schließlich auch Ihren Ex-Partner wieder für sich gewinnen. Das Üben lohnt sich also!
Das Selbstbild kann nach einer Trennung leiden, weil man davon überzeugt ist, so vieles falsch gemacht zu haben. Die Trennung wird nicht selten als ein persönliches Scheitern aufgefasst. Aber muss das so sein?
Eine Beziehung wird von zwei Menschen geführt. Und wenn sie zu einem Ende kommt, dann sind daran zwei Menschen beteiligt. Das persönliche Scheitern wird auch besonders dann empfunden, wenn man sich vor anderen Menschen für die Trennung schämt. Ein Verheimlichen der Trennung verschlimmert dann diesen Zustand noch weiter. Stehen Sie stattdessen lieber zur Trennung. In der heutigen Gesellschaft ist eine Trennung keine Besonderheit mehr, sondern die Regel. Und wenn Sie selbst denken, dass Sie so viele Fehler gemacht haben, dann überprüfen Sie diese Aussage zuerst einmal. War es wirklich ein Fehler? Oder war es zu dem Zeitpunkt schlicht

nicht anders möglich? Sollten Sie bei dem Gedanken bleiben, dass Sie bestimmte Fehler gemacht haben, dann nutzen Sie diese Erkenntnis lieber. Manche Fehler muss man erst einmal begehen, damit man diese als solche überhaupt erkennt.

Sie wollen Ihren Ex-Partner zurück. Also konzentrieren Sie sich auch darauf und beschäftigen Sie sich nicht damit, wie Ihre Vergangenheit hätte anders verlaufen können. Das bringt Ihnen jetzt wirklich nichts mehr. Wenn Sie hier dauerhaft mit Ihren Gedanken in der Vergangenheit verbleiben, dann sind Sie unfähig das Jetzt und die Zukunft zu gestalten. Sie stehen sich dann selbst im Weg!

Auf die Plätze, fertig ...

Jede Beziehung war verschieden und endet anders. Kann die Kontaktsperre denn nun auch in Ihrem besonderen Fall Sinn machen? Ja! Die Kontaktsperre ist nämlich mehr als nur festes Programm.

Der Kontakt mit einem Partner, der während einer Beziehung besteht, gewährt meist das Folgende.

Liste der Reichtümer

- Liebe
- Sicherheit
- Fürsorge und Trost
- Kenntnis des Aufenthaltsorts
- Zuhören
- Interesse
- Zeit
- Erreichbarkeit
- Aufmerksamkeit
- Zugang zur Privatsphäre
- Sie teilen das Bett
- Sexualität

Der Kontakt eines Paares beschenkt es also reich. An den aufgeführten Punkten werden wir ansetzen. Jedes einzelne Stichwort hat ein großes

Gewicht. Der Mangel nur eines einzigen Punktes hat große Auswirkungen auf Sie, aber auch auf Ihren Ex-Partner. Das können Sie für sich nutzen. Sie müssen nur den Mangel deutlich durch Ihr Verhalten aufzeigen und Ihren Ex-Partner an diesen Mangel erinnern. Dem wird das schmerzlich bewusst werden. Aber nicht weil Sie reden und reden, kämpfen und Liebesbriefe schreiben, sondern weil Sie konsequent sind und konsequent handeln. Getrennt ist getrennt. Ihr Ex-Partner muss am eigenen Leib erfahren, was er verpassen wird, wenn er nicht zurückkommt. Ihre Aufgabe ist es, ihm diesen Mangel vor Augen zu führen. Wie, das variiert natürlich von Situation zu Situation. Darum behalten Sie diese Liste im Hinterkopf und lesen Sie sich durch die verschiedenen Kapitel. Dort stelle ich Ihnen vor, welche Register Sie bei den unterschiedlichen Trennungssituationen ziehen können.

Situation 1: Wir wohnen noch zusammen

Sie haben sich nun die theoretische Grundausrüstung zum Thema „Rückeroberung“ und „Kontaktsperre“ angelesen, lassen Sie uns deswegen gleich mit der Praxis beginnen!

Jede vorgestellte Situation beschäftigt sich mit einem Problem, das die Rückeroberung des Ex-Partners erschwert. Jede große Situation umfasst viele weitere kleinere Konfliktherde, auf die ich genauso eingehen möchte. Den Anfang macht das Problem „Zusammenwohnen“. Wie können Sie eine Kontaktsperre durchsetzen, wenn Sie sich noch den Wohnraum teilen? Von diesen und weiteren Schwierigkeiten und natürlich von ihren Lösungen möchte ich Ihnen jetzt erzählen.

Ein Bett im Kornfeld

„Ein Bett im Kornfeld, das ist immer frei...“ singt Jürgen Drews in einem bekannten Schlager. Wenn eine Beziehung jedoch beendet ist, bleibt von der Romantik nicht mehr viel übrig. Das kuschelige Kornfeld wird zum düsteren Dornfeld. Das gemeinsame Liebesnest verliert schlagartig seine Bedeutung und seinen Wert. Ganz besonders am Bett kleben die Erinnerungen vergangener heißer Nächte, zärtlicher Stunden und der Nachgeschmack geborgener Nächte, die man friedlich nebeneinander schlief. Das Bett ist Teil einer großen Privatsphäre, die Sie mit Ihrem Partner geteilt haben.

Wenn die Beziehung zu Ende ist und Sie noch zusammenwohnen, dann gibt es einen Schritt, den Sie wirklich sofort umsetzen müssen. Sie sind jetzt getrennt, und wenn Sie jetzt noch im selben Bett schlafen, dann sollten Sie das schnellsten ändern. Und zwar heute! Sie haben keine andere Schlafmöglichkeit? Dann beschaffen Sie sich eine. Notfalls reicht eine Luftmatratze und außerdem, warum soll Ihr Ex-Partner nicht darauf schlafen? Vielleicht haben Sie die Hoffnung, dass Sie durch das gemeinsame Bett noch einmal Sex haben und dann alles wieder gut wird. Es ist nicht nur ein Gerücht, dass wenn Sie es dazu kommen lassen, dieser Sex unvergleichlich gut wird, aber es wird dann auch der letzte sein. Also vergessen Sie es! Das Einzige, was Sie damit bewirken, das ist aktive Trennungshilfe. Und zu allem Überfluss setzen Sie Ihr eigenes Ego damit auch noch in den Keller.
Ab heute schlafen Sie nicht mehr im gleichen Bett, falls Sie das nicht schon tun. Sollten Sie sich heute keine alternative Schlafmöglichkeit besorgen können, dann schlafen Sie heute bei Freunden – und haben Sie für den Notfall wirklich kein Sofa?
Warum man weiter im gleichen Bett schläft, das ist die Hoffnung auf ein Wunder. Auf eine Versöhnung im Schlaf. Man will die Nähe des anderen „ein letztes Mal, wirklich nur ein letztes Mal“ aufsaugen. Aber was bringt Ihnen das? Bringt es Ihnen wirklich etwas, wenn Sie einen Monat länger im gleichen Bett schlafen, aber dafür für immer getrennt bleiben? Schluss damit! Sie leisten damit aktive Trennungshilfe. Wieso? Ihr Partner fühlt sich so nicht

allein, er fühlt, dass Sie noch da sind, er fühlt, dass seine Entscheidung zur Trennung eigentlich keine Konsequenzen hat. Er ist sicher und geborgen und darf weiterhin direkt neben Ihnen schlafen. Stopp! Das darf Ihr Ex-Partner ab heute nicht mehr. Nehmen Sie diesen Punkt wirklich ernst, auch wenn Sie in den letzten Tagen vielleicht mit der Tour noch zu „Trennungssex“ kamen. Es ist kein Sex, der Ihnen in eine Beziehung zurück hilft, sondern jener, der das Ende besiegelt.

Zur Trennung stehen

Der Schlafplatz ist getrennt. Als Nächstes gilt es, auch zur Trennung zu stehen. Wer jetzt noch versucht die Trennung zu verbergen, der begibt sich in eine dem Ex-Partner gegenüber unterlegene Position.
Was sind die Gründe für das Verschweigen? Es kann die Hoffnung sein, dass sich schon alles wieder ganz bald einrenkt. Oder es ist die Scham, weil die Trennung als persönliche Niederlage gewertet wird oder man sich vor den Aussagen und Bewertungen der Umwelt fürchtet. Oder noch schlimmer ist der Fall, wenn der Ex-Partner ernsthaft von einem erwartet, dass man vor gewissen Personen weiterhin die Beziehung simuliert.
Wenn Sie Ihren Ex-Partner zurückwollen, dann ziehen Sie die Trennung konsequent durch. Verbergen Sie das Ende nicht.
Würden Sie die Trennung verbergen, dann würden Sie Ihrem Ex-Partner Macht und Selbstbestätigung geben. Deswegen stehen Sie zur Trennung. Sie

müssen es nicht unaufgefordert in die Welt hinausposaunen, aber ab jetzt hören Sie auf, es absichtlich zu verbergen.

Kochen und Einkaufen

Machen Sie sich noch immer Sorgen, ob Ihr Partner auch etwas zu essen bekommt, ob er auch alles hat, was er braucht? Doch halt: Das ist nicht mehr Ihr Partner, das ist Ihr Ex-Partner und umso schonender Sie nun mit ihm umgehen, umso schneller hat er Sie auch vergessen. Sie unterliegen einem großen Irrtum, wenn Sie denken, dass Sie Ihren Ex-Partner mit Ihrer Fürsorge so halten können. Gerade die Aufmerksamkeit, die Sie ihm schenken, gibt ihm die Kraft, dann auch wirklich vollständig von Ihnen Abschied zu nehmen. Wollen Sie das?
Weil Sie das bestimmt nicht wollen, kaufen Sie in Zukunft nur noch für sich ein und Sie bringen auch nichts für Ihren Ex-Partner mit – oder hat er Sie inzwischen als Lieferservice eingestellt? Womit hat er verdient, dass Sie weiterhin so tun, als wären Sie ein Paar? Sie sind keines mehr. Das muss ihm so schnell wie möglich bewusst werden, damit auch er spüren kann, dass er Sie vermisst. Fällt Ihnen das schwer? Darüber müssen Sie hinwegkommen, denn Sie arbeiten mit jeder dieser netten Geste nur gegen sich.
Sie kochen in Zukunft für sich und Sie kaufen in Zukunft auch nur für sich ein. Sie nehmen keine Lieferaufträge an. Stellen Sie das nicht als Strafe dar. Sie dürfen Ihrem Partner nicht das Gefühl geben, dass Sie ihn damit bestrafen oder erziehen wollen. Sie müssen vielmehr deutlich klarstellen, dass Sie dies

so handhaben, weil Sie die Trennung akzeptiert haben. Gerade das wird Ihrem Partner unglaublich viel Selbstsicherheit nehmen.
So schwer es Ihnen fällt: Es ist wichtig, dass sich Ihr Zusammenleben jetzt grundlegend verändert. Die Auswirkungen werden für Ihren Ex-Partner dann spürbar. Er wird nun jeden Tag damit konfrontiert. Wenn er nicht für sich kochen kann oder ihr der eigene Einkauf zu schwer ist, dann ist das jetzt wirklich nicht mehr Ihr Problem. Es ist nicht Ihre Verantwortung! Sie akzeptieren damit lediglich deutlich die Trennung und werfen damit Ihren Partner darauf zurück, dass er sich gerade auch wirklich von Ihnen getrennt hat – und ihm natürlich jetzt eine Menge entgeht und fehlt. Erinnern Sie sich an die Liste vom letzten Kapitel? Da steht der Punkt „Fürsorge". Der Punkt entfällt nun nach der Trennung ohne Ausnahme. Wenn Sie weitermachen wie bisher, dann fällt das am Ende gar nicht auf, was für ein „Schatz" Sie eigentlich waren.
Kochen ist oft auch zudem ein Zeit- und Platzproblem. Was ist, wenn man die Küche eigentlich zur gleichen Zeit nutzen müsste? Hier gilt eine einfache Devise: Wenn es vermeidbar ist, dann ist es zu vermeiden, und wenn es das nicht ist, dann gilt es dennoch der eigenen Tätigkeit nachzugehen, den Ex-Partner zwar nicht völlig zu ignorieren, aber auch nicht zu versuchen, jetzt in einen tieferen Dialog zu verfallen. Bleiben Sie unbedingt freundlich, aber bleiben Sie kurz angebunden. Lassen Sie sich nicht auch noch bei der Essenszubereitung auf Diskussionen ein. Essen und Kochen ist ein sehr

privater Bereich. Ihr Ex-Partner sollte dazu keinen Zugang haben. Wenn er etwas zu bereden hat, und sich das nicht vermeiden lässt, dann geben Sie ihm die Chance, aber nicht während Sie kochen oder essen.

Distanz auf engem Raum

Viele denken, dass Sie die Kontaktsperre nicht anwenden können, weil Sie sich ja noch in der gleichen Wohnung befinden. Das würde ja nicht gehen, schließlich würde man noch zusammenleben. Aber Ihnen sei versichert: Doch, das geht! Vielleicht hilft es Ihnen, wenn wir einmal einen Blick auf Paare werfen, die zwar noch zusammen sind, aber eigentlich nichts mehr miteinander zu tun haben. Von diesen Menschen gibt es mehr als man so denkt. Hier können wir uns beim Thema Kontaktsperre eine Scheibe abschneiden. Nur wollen wir etwas anderes erreichen. Wir wollen den Ex-Partner zurück.

Der Morgen

Paare stehen oft zur gleichen Zeit auf, auch wenn Sie nicht zur gleichen Zeit zur Arbeit müssen – sie wollen gemeinsam frühstücken und gemeinsam den Morgen verbringen. Sie sind jetzt aber getrennt! Also wenn Sie einen anderen Zeitrhythmus haben als Ihr Partner, dann beginnen Sie den Tag auch getrennt. Richten Sie sich nicht nach Ihrem Partner und wenn es sich organisieren lässt, dann sorgen Sie notfalls auch dafür, dass Ihr Tag zu einer anderen Zeit beginnt. Wenn Sie normalerweise zur gleichen Zeit aufstehen, habe ich einen guten Rat. Er erledigt gleich zwei Dinge in einem Abwasch. Sie schaffen Distanz und Sie machen sich interessant. Wie das geht: Gehen Sie joggen. Ich sehe die entsetzten Gesichter förmlich vor mir: Joggen?!

„Bei dem Wetter?"

„Aber ich hab' Kreislauf."

„Morgens bin ich noch zu müde."

Na kommen Sie, egal ob Sie nun sportlich sind oder nicht. Wenn Sie auch nur 10 Minuten joggen schaffen, dann gönnen Sie sich doch danach noch einen Kaffee beim Bäcker. Small Talk, der Sie auf andere Gedanken bringt, gibt es da inklusive. Mit diesem Verhalten rücken Sie von Ihrem Ex-Partner deutlich ab, Sie kehren eine völlig neue Seite hervor (sofern Sie nicht sowieso schon morgens joggen!), Sie entziehen sich plötzlich den Gewohnheiten. Was meinen Sie, wie das Ihren Ex-Partner beschäftigen wird!

Der Mittag

Wenn Sie das Mittagessen bereits zuvor bei der Arbeit eingenommen haben, dann ist hier ja schon die Distanz geschaffen. Sollten Sie aber bisher nach Hause gegangen sein, um gemeinsam zu essen, so ist hierfür jetzt das Ende gekommen. Die Kantine oder das Restaurant ist zu teuer, mögen Sie einwenden. Wenn dem so ist, dann können Sie sich auch ausreichend Essen mitnehmen, ohne dass Sie auf eine Kantine oder ein Restaurant zurückgreifen müssen. Am Morgen können Sie diese Zubereitung doch jetzt einplanen, um nicht zur gleichen Zeit aufzustehen.

Der Abend

Nach der Arbeit. Sie kommen nach Hause. So war das zumindest bisher. Doch nun nutzen Sie ihr soziales Netzwerk. Sie besuchen jetzt nach der Arbeit Bekannte, Freunde und Verwandte und knüpfen neue Kontakte. Jetzt ist auch die ideale Gelegenheit, Ihre Beziehung mit Ihren Arbeitskollegen mit einem Feierabendbier zu verbessern. Damit festigen Sie zudem Ihre Karriere. Ein Bier mit Arbeitskollegen ist weit effektiver als manche Anstrengung im eigentlichen Beruf. Jetzt haben Sie die Zeit dafür. Kommen Sie nicht zur gewohnten Zeit nach Hause.

Wenn Sie nun den Kopf in den Sand stecken wollen, weil nichts dafür für Sie in Frage kommt, dann ist das kein Grund zur Aufregung. Es gibt auch Möglichkeiten, die stehen jedem, aber auch wirklich jedem offen. Sie können einen Verein besuchen, dem Sie vielleicht auch erst noch beitreten müssen. Sie können Hobbys und Interessen nachgehen. Oder sich überhaupt erst einmal auf die Suche nach Ihren eigenen Interessen begeben. Wenn Sie selbst darüber unsicher sind, wie wär's dann mit einem Besuch in der Bibliothek? Es gibt so viele Möglichkeiten, so vieles, was Sie tun könnten. Auch für Sie ist etwas dabei!

Wenn Sie in der nächsten Zeit eine Einladung bekommen, dann nehmen Sie diese an. Verstecken Sie sich jetzt bloß nicht zuhause, also dort, wo Sie Ihrem Ex-Partner vermitteln, dass Sie eigentlich weiterhin permanent für ihn da sind. Jede Chance, die Ihnen geboten wird, dass Sie nicht in der gemeinsamen

Wohnung verbringen müssen, gilt es jetzt zu nutzen. Damit machen Sie Ihrem Ex-Partner nicht nur klar, dass Sie ihr eigenes Leben führen, sondern Sie sorgen auch dafür, dass es Ihnen besser geht. Und Sie brauchen eine Menge Kraft und Stärke, um Ihr Ziel zu erreichen.

„Der Ja-Sager“

Vor einiger Zeit habe ich einen Film mit Jim Carrey gesehen. In diesem Film spielt Carrey die Rolle eines einsamen Langweilers, der zu allem „nein“ sagt und dessen Leben starr und trostlos ist. Nach dem Besuch eines total abgehobenen Seminars befolgt er dessen Regel als Experiment. Er sagt zu allem „Ja!“ Sie können sich vorstellen, dass dies neben all den wunderbaren neuen Chancen und Gelegenheiten auch für Konflikte sorgt – gerade in der Liebe! Ich fand diesen Film unheimlich inspirierend. Es steckt eine enorm große Macht in dem Wörtchen „ja“ und es ist so leicht, statt zu verneinen, einfach mal zu bejahen und auszuprobieren, was dann passiert. Probieren Sie doch aus Spaß auch mal, wie lange Sie es schaffen und vertreten können, an einem Tag nur „ja“ zu sagen und einfach mal die Möglichkeiten und Einladungen anzunehmen!

Trotz aller Ausflüge und Verabredungen, irgendwann ist man wieder in der gemeinsamen Wohnung. Vielleicht ist es Ihnen wichtig, dass Sie am Abend vor dem Fernseher sitzen und Ihre Lieblingssendung genießen. Nur: Wenn in diesem Moment Ihr Ex-Partner neben Ihnen sitzt, dann brauchen Sie ab jetzt dafür eine Alternative.

Wenn Sie Glück haben, dann flieht Ihr Ex-Partner schon von ganz alleine, wenn Sie Ihre Sendung schauen. Wenn das nicht der Fall ist, dann brauchen Sie eine Alternative. Einen Zweitfernseher? Oder wenn Sie einen Laptop haben und dieser bisher keine TV-Option haben, dann rüsten Sie diesen um diese Funktion auf. Das kostet Sie zwar Geld, aber es ist die Investition wert. Sollte Ihnen auch das nicht möglich sein, weil der Laptop vielleicht Ihrem Ex-Partner gehört, dann sollten Sie entweder auf Alleinkonsum beharren oder die Sendung bei Freunden schauen. Versuchen Sie es nicht zu tragisch zu nehmen. Ja, da mag vielleicht Ihre Lieblingsserie laufen und ja Sie verpassen die gerade, aber Sie wollen doch Ihren Ex-Partner zurück? Also steht doch das auf dem Programm. Und die meisten Serien lassen sich entweder im Internet nachträglich schauen oder man kann Sie später auf DVD erwerben. Also, es gibt alternative Möglichkeiten. Es ist nur wichtig, dass Sie jetzt in dieser für Sie schwierigen Situation nicht so bequem bleiben, dass Sie zusammen einen „gemütlichen“ Fernsehabend verbringen.

Veranstaltungen für zwei Personen

Sie und Ihr Ex-Partner sind zu einer Veranstaltung eingeladen. Was nun? Klären Sie zunächst für sich, was für eine Veranstaltung es ist. Feiert Ihre Familienseite oder Freundesseite? Dann bestehen Sie darauf, dass auch nur

Sie hingehen. Feiert seine Seite, dann hat auch nur Ihr Ex-Partner dorthin zu gehen. So einfach ist das.
Was ist jedoch, wenn Sie beide gleichermaßen eingeladen sind?
Fangen Sie erst gar keine Diskussion an: Sie verzichten. Das mag nun nach einer Niederlage klingen. Nach einem Rückzug. Nach einem Einknicken. Doch stellen Sie sich vor, Sie würden gemeinsam dort auftauchen. Entweder Sie würden dort weiterhin als Paar auftreten oder man würde Ihnen sicherlich viele, viele Fragen stellen. Lassen Sie lieber Ihrem Ex-Partner den Vorrang, dann darf er sich damit ganz alleine auseinandersetzen. Schreiben Sie davor dem Gastgeber, dass Sie in der aktuellen Trennungsphase nicht gemeinsam mit Ihrem Ex-Partner auf der Veranstaltung auftauchen könnten, dass Ihnen das sehr leidtun, aber Ihre aktuelle Situation nichts anderes erlauben würde. Ihr Ex-Partner hat jetzt die glorreiche Aufgabe sich zu beweisen.
Jetzt ist es sogar abzusehen, dass Ihr Ex-Partner nun seinerseits verzichten wird. In diesem Fall nutzen Sie die Chance und gehen einfach selbst, wenn Ihnen diese Veranstaltung wirklich wichtig ist. Sie mögen nun berechtigt fragen: „Aber komme ich dann nicht in die Situation, in die sonst mein Ex-Partner gekommen wäre?" Wenn Sie verlassen wurden, dann müssen Sie sich keine Sorgen machen. Verzichten Sie nur auf jegliche Schuldzuweisung und äußern Sie sich neutral zum Beziehungsende. Ihnen hat das Beziehungsende zugesetzt, aber die Trennung akzeptieren Sie ohne weiteren Zorn. Jetzt sind Sie vielmehr darum bemüht, dass es Ihnen wieder besser geht. Falls nun Ihre

Worte wie bei der „stillen Post“ bei Ihrem Ex-Partner landen, dann ist dies die beste Version, denn sie ist für ihn frustrierend und ernüchternd.
Was ist aber nun, wenn Sie wirklich beide erscheinen müssen? Da müssen Sie dann durch. Aber es bedeutet deswegen ja nicht, dass Sie gemeinsam anreisen, gemeinsam gehen und gemeinsam die Zeit verbringen. Wenn Sie auf dieser Veranstaltung sind, dann gibt es sicherlich noch andere Möglichkeiten als die, dass Sie Ihrem Ex-Partner die Aufmerksamkeit schenken. Eifersucht zu erzeugen sollten Sie allerdings vermeiden. Also reden Sie nicht drei Stunden mit dem Schönling oder dem Model neben der Sekt-Bowle, sondern ziehen Sie sich mit Ihrer Unterhaltung quer durch die Anwesenheitsliste. So verlockend auch ein heißer Flirt wäre, solange Sie Ihren Ex-Partner zurück haben wollen, heißt es quer und anständig durchs Kartoffelbeet.
Es kann Ihnen auch passieren, dass Ihr Ex-Partner Sie bei einer Veranstaltung als seinen Partner einbinden will. Überlegen Sie, was das für Konsequenzen hätte. Ich sage an der Stelle gern: Wer mit Ihnen brillieren will, der muss auch mit Ihnen zusammen sein. So einfach ist das.

Gemeinsame Freunde zu Besuch

Oft herrscht Verwirrung, wenn es um gemeinsame Freunde geht. Wie geht man mit diesen denn nun um? Kann man diese denn noch einladen? Die Freundschaft noch pflegen? Wie funktioniert das jetzt? Wie geht das weiter?

Das ist eine sehr berechtigte Frage. Aber es gibt auch eine sehr einfache Antwort darauf. Sie mögen gemeinsame Freunde haben, aber diese werden immer entweder auf Ihrer Seite stehen oder auf der Ihres Partners. Es ist wirklich eine absolute Ausnahme, dass Sie darüber keine klaren Entscheidung fällen können. Gemeinsame Freunde, die also mehr die Freunde Ihres Ex-Partners sind, meiden Sie zunächst. Und wenn Ihnen nicht klar ist, wie ein gemeinsamer Freund zu Ihnen steht, dann gilt leider, Abstand zu nehmen.

Können andere Menschen nicht vermitteln?

Vielleicht haben Sie die Hoffnung, dass gerade die gemeinsamen Freunde zum Vermittler werden könnten. Vielleicht auch gerade dann, wenn Sie beide anwesend sind. Vergessen Sie das, das ist eine irreführende Hoffnung. Denken Sie wirklich, dass wenn Sie die richtigen Worte an diese Person richten, dass Sie dann Ihren Ex-Partner davon überzeugen kann, zu Ihnen zurückzukehren? Das kann nicht funktionieren! Man kann keinen Menschen davon überzeugen, dass er Gefühle haben soll oder sie doch stark genug wären. Mit direkten Worten funktioniert dies nicht.
Vielleicht haben Sie schon einmal diesen deprimierenden Typ Mann auf einer Party angetroffen, der gerade dabei war, eine Frau zu bequatschen. Er „flirtet" für seine Verhältnisse. Er fängt damit an, dass er sich erst einmal total runterstuft, er geht erst gar nicht davon aus, dass es ausreicht, dass er jetzt hier ist, um Eindruck zu machen, sondern er versucht, die Aufmerksamkeit des Gegenübers mit Argumenten zu erringen. Das Traurige hierbei mag nun sein,

dass man denkt, dass der eigentlich ein recht sympathischer Kerl sein muss, wenn auch mit einem geringen Selbstbewusstsein. Wenn man dieser Szene eine Weile folgt, dann taucht irgendwann ein anderer Mann auf. Er sagt erst gar nicht, warum er toll ist, er strahlt einfach aus, dass er denkt, dass er es ist. Und wenn man es so von außen betrachtet, dann mag man Zweifel haben, ob dem so ist. Aber er macht einen Fehler nicht: Er argumentiert nicht, dass man ihn lieben muss, sondern er geht davon aus, dass man es zu tun hat. Und das ist eines der größten Flirtgeheimnisse überhaupt. Und dieses gilt genauso für eine Beziehung. Umso mehr Argumente Sie anführen, warum Sie es bitteschön verdient haben geliebt zu werden, umso schlechter sind Ihre Chancen.

Biologisch gesehen gibt es dafür einen einfachen Grund. Und es hat überhaupt nichts damit zu tun, dass der „Stärkere" gewinnt. Das ist ein uralter Irrtum der auf eine fehlerhafte Übersetzung von Darwins „the survival of the fittest" beruht. Übersetzt bedeutet es eben nicht: das Überleben des Stärkeren. „Fittest" heißt korrekt übersetzt: der am besten Angepasste. Bei einem Wolf in seinem Rudel bedeutet dies, dass es gar nicht so darauf ankommt, ob er wirklich so stark ist, wie er sich gibt. Er passt sich erst an und überzeugt die anderen dann, dass er es besser weiß. Auch bei unseren Haushunden kann es deswegen vorkommen, dass der Dackel in einem gemischten Rudel in der Hierarchie über den Dobermännern steht. Sie sehen, es kommt bei Hund und

Mensch wieder mal nicht auf die Verpackung an, sondern wie man seine innere Haltung nach außen präsentieren kann!
Wenn Sie nun aber versuchen jemanden einzuspannen, der Ihren Anwalt spielt, dann zeigen Sie nur, wie „schwach“ Sie doch eigentlich sind. Dass Sie nicht einmal für sich selbst sprechen können. Machen Sie sich also gerade und trauen Sie sich selbst zu, für sich einstehen zu können. Sie brauchen keine Vermittler.
Viele Menschen legen aber gerade in diese Vermittlung all Ihre Hoffnung, das andere die Situation für sie richten könnten. Das funktioniert nicht.

Kraft trotz Trennung in einer gemeinsamen Wohnung

Es passiert leider viel zu oft, dass gerade jene Partner, die verlassen wurden, die Situation auch noch aussitzen. Sie leben viel zu lange weiter mit Ihrem Ex-Partner zusammen, als wäre nichts passiert. Sie haben die Hoffnung, dass Ihr Ex-Partner es sich so doch noch anders überlegen könnte. Leider erreicht man mit diesem Verhalten genau das Gegenteil.
Sie wollen Ihren Ex-Partner zurück und Ihnen wird es sicherlich seltsam vorkommen, dass ich Ihnen aus Erfahrung rate, die Schritte einzuleiten, um dem gemeinsamen Wohnen ein Ende zu setzen. Gerade wenn Sie Ihren Ex-Partner zurückhaben wollen, führt kein Weg daran vorbei. Sie gewinnen nichts mit den Tagen, die Sie getrennt noch zusammenwohnen. Sie verspielen viel so Ihre Chancen mit jedem gemeinsam verbrachten Tag, an dem Sie diesen Zustand unkritisch fortsetzen.

Für Ihren Ex-Partner sind Sie als jammerndes, strampelndes Häufchen Elend einfach uninteressant. Das klingt hart, aber das ist so. Wenn Sie aber nun die Stärke haben, diese Schritte zu tun, dann gewinnt Ihr Ex-Partner ein anderes Bild von Ihnen.

Nach der Trennung haben Sie keinen Partner mehr, der Sie in den Arm nimmt, wenn es Ihnen schlecht geht, sondern einen Ex-Partner, der eher noch davon genervt ist, wenn Sie von ihm Zeit abverlangen. Deswegen behalten Sie Ihre Energie. Und ein Weg dafür ist, dass Sie die Wohnraumtrennung selbst vorantreiben. Ihr Ex-Partner bekommt hiermit das Gefühl, dass er ersetzbar ist, dass Sie nicht an ihn gebunden sind. Er sieht seinen Einfluss und seine Macht über Sie schwinden, schneller als er das möchte, und genau das könnte ihn wieder anlocken. Wenn Sie allerdings Ihren Ex-Partner belagern, nicht gehen lassen wollen, dann treibt ihn dieses Verhalten nur noch mehr an, seine einmal getroffene Entscheidung durchzuführen. Er würde gern gehen. Wenn Sie stark bleiben, wenn Sie Ihr Selbstbewusstsein behalten und wenn Sie Ihren Interessen nachgehen, genau dann werden Sie Ihren Ex-Partner zum Zweifeln zu bewegen. Für ihn wird es dann ein verdammt zäher Abschied, einer, den er vielleicht dann doch zurückzieht! Sie nehmen ihm dann das Gefühl, dass er die Beziehung beendet hat. Er kann seinen Kummer nicht mehr damit mindern, dass Sie für ihn „da“ sind.

Um weiterhin stark zu bleiben, obwohl Sie noch zusammenwohnen, sollten Sie besonders jetzt viel Wert darauf legen, Ihren Interessen nachzugehen. Das

bedeutet, dass Sie nun eben nicht passiv zuhause bleiben, sondern dass Sie viele Dinge unternehmen. Dinge, die ihnen Spaß machen, Dinge, die Sie vielleicht in Ihrem Leben weiterbringen. Damit verlagern Sie bereits, obwohl Sie noch zusammenwohnen, ihren Lebensmittelpunkt weg von Ihrem Ex-Partner. Ich erwähne es noch einmal, weil es so wichtig ist:
Am Anfang werden Sie hier sicherlich das Gefühl haben, dass es Ihnen viel zu schlecht geht, um überhaupt aus dem Haus zu gehen, überhaupt etwas zu tun. Wenn Sie diesen Gedanken haben, dann sollten Sie erst recht das Haus verlassen. Es ist die Alarmglocke in Ihrem Innern, das es nun wirklich höchste Zeit ist!

Das Ende der Auskunft

Sie wollen Ihren Ex-Partner zurück und genau deswegen ist es jetzt erforderlich, dass Sie das Ende der Auskunft einläuten.
Erinnern Sie sich wieder an die Liste der Vorteile einer Beziehung, die Reichtümer, die man geschenkt bekommt. Da haben wir einen weiteren Punkt: Wissen über den anderen, seinen Aufenthaltsort kennen/Erreichbarkeit. Nach einer Trennung entsteht hier wieder ein Mangel. Der andere spürt, wie Sie ihm entgleiten. Ist ein Mangel genau richtig dosiert, animieren Sie den anderen dazu, den Mangel von sich aus wieder aufheben zu wollen.
Während Sie eine Beziehung hatten, haben Sie Ihren Partner vermutlich selbst darüber informiert, wenn Sie nur kurz einkaufen waren. Sie sind nicht einfach

wortlos gegangen. In einer Beziehung läuft das meist unter dem Aspekt, dass man ja nicht möchte, dass sich der andere Sorgen machen muss. Doch mal ehrlich, was soll Ihnen im Normalfall beim Einkauf im Supermarkt passieren und vor allem, was kann Ihr Partner tun, wenn er darüber Bescheid weiß? Es geht hier eigentlich gar nicht um die Sorge, dass dem Partner etwas zustößt, sondern es geht um Kontrolle. Es geht darum, dass man sich darüber sicher sein kann, dass der Partner nicht gerade dabei ist, sich mit einer anderen Person zu vergnügen. Unsere „Sorge“ ist also höchst eigennützig. Das ist nun auch nichts Schlimmes, das gehört dazu. Doch die Beziehung ist nun zu Ende, und wenn Sie diese Auskunft fortsetzen, dann geben Sie Ihrem Ex-Partner wieder Sicherheit. Er kann sich darauf ausruhen, dass Sie sich gerade keinen neuen Partner suchen und auch keinen gefunden haben. Damit machen Sie Ihrem Ex-Partner die Trennung unnötig leicht. Warum? Selbst wenn Ihr Ex-Partner Sie verlassen hat, er hätte es doch insgeheim am liebste, dass Sie nie wieder einen anderen Partner finden. Sie geben ihm mit Ihren gut gemeinten „Auskünften“ also die Gewissheit, dass er sich gerade beruhigt weiter von Ihnen distanzieren kann.
Wenn Sie aber nun aus dem Haus gehen und nicht mehr die Auskunft geben, wohin Sie nun gehen, dann wird dies zum Nachdenken anregen. Es wird viel mehr die Fantasie anregen und diese Fantasie arbeitet für Sie! Die Auskunft zu geben, wohin man geht, die ist so sehr darin verankert darin, dass der Partner sich keine Sorgen machen muss, dass wir nur schwer erkennen, dass

es in Wirklichkeit nie darum ging. Nach dem Ende der Beziehung ist es also unabdingbar, dass diese Auskunft nicht mehr gegeben wird, wenn es nicht absolut erforderlich ist. Wohin Sie gehen, das ist nun Ihre Angelegenheit. Sie sind für den Zeitraum der Abwesenheit keine Erklärung schuldig.
Beenden Sie ab heute das Auskunft geben!

Privatsphäre

Wenn man eine Beziehung eingeht, dann verzichtet man auf einen größeren Teil der eigenen Privatsphäre, man teilt diesen Bereich. Nach einer Trennung verliert der Ex-Partner in der gemeinsamen Wohnung gerade deswegen weiter an Attraktivität, weil die Privatsphäre noch immer geteilt wird.
Die Wiederherstellung der Privatsphäre ist einer der wichtigsten Schritte bei Ihrer Rückeroberung. Ab jetzt gilt vor allem: Ihr Körper gehört Ihnen. Es ist jetzt nicht mehr in Ordnung, dass Sie das Bad gleichzeitig benutzen. Und Sie wechseln auch Ihre Kleidung nicht mehr vor Ihrem Partner. Das mag prüde klingen, aber genau das ist der einzige Weg, wie Sie, obwohl Sie in einer gemeinsame Wohnung leben, Ihren Sex-Appeal nicht nur bewahren, sondern auch wiedergewinnen.
Hier nutzen wir wieder die Liste der Reichtümer einer Beziehung! Wir sehen in der Liste die Vorteile einer Beziehung. Für diesen Abschnitt interessieren wir uns für: Sexualität und Privatsphäre. Machen Sie durch Ihr konsequentes Verhalten wieder diese Mängel deutlich.

Ihr Ex-Partner hat sich gegen diese geteilte Privatsphäre entschieden, also darf ihm dieser Verlust ab sofort auch bewusst werden. Damit erreichen Sie mehr als Sie vielleicht denken. Egal, wie die Beziehung geendet hat, Sie werden mit jedem Tag interessanter, denn solange Sie noch zusammenleben, führen Sie Ihrem Ex-Partner den Verzicht vor Augen. An jedem einzelnen Tag! Attraktiv ist meist das, was eben verborgen ist, was nicht erreichbar ist, was man erst erreichen muss. Noch bevor Ihr Ex-Partner also auch räumlich das Weite sucht, nutzen Sie damit jeden Tag, dass Sie für ihn gerade deswegen interessanter werden, weil Sie plötzlich eine Privatsphäre haben, in die er keinen Einblick mehr hat.
Wir haben vorhin dem Fernsehen schon ein eigenes Kapitel gewidmet, aber die Couch im Wohnzimmer kann auch ganz ohne den Fernseher ein Ort der Gemeinsamkeit sein. Wohin sollen Sie denn dann gehen? Es gibt hier eigentlich selbst in der kleinsten Wohnung eine Alternative. Die Küche, das Schlafzimmer und Sie können mit gutem Recht das Wohnzimmer auch für sich in Anspruch nehmen. Sie können Ihren Ex-Partner genauso des Zimmers verweisen und müssen sich nicht permanent auf die Flucht begeben. Daraus soll sich natürlich nicht eine Verfolgungsjagd entwickeln, aber der Sinn und Zweck ist, dass Sie Ihre Privatsphäre haben und die haben Sie dann, wenn Sie einen Raum alleine nutzen.
Privatsphäre bedeutet weiter, dass Sie Ihr Leben auch außerhalb der noch gemeinsamen Wohnung führen. Sie Freunde und Bekannte treffen.

Einladungen annehmen. Bei Freunden oder Verwandten übernachten. Machen Sie sich so rar, wie es Ihnen in Ihrer Situation nur möglich ist.
Die Briefpost geht Ihren Ex-Partner nichts mehr an, aber in unserer heutigen Zeit zählt zur Privatsphäre auch eine große Vielfalt an Dingen, die sich online abspielen. E-Mails, Webseiten, Zugangsdaten usw. Damit sollten Sie erst gar nicht lange warten! Gerade diese Dinge sind oft nicht so einfach aufzutrennen, es könnte hier noch Kommunikation mit dem Ex-Partner nötig sein. Erledigen Sie das lieber gleich. Nicht selten ist es auch der Fall, dass der gleiche PC bisher für beide Partner gedient hat. Auch das muss ein Ende finden.

Die Konkurrenz in der eigenen Wohnung?!

Häufiger als mir lieb ist, höre ich diese haarsträubende Variante: Zu dem frisch getrennten Paar kommt nun täglich ein Dritter zu besuch. Nicht irgendeiner, sondern der neue Partner des Ex-Partners! Puh...
Ja, es gibt wirklich Partner, die haben gerade eine Beziehung beendet, wohnen noch nicht einmal getrennt, aber haben kein Problem damit, die neue Liebschaft in das alte Nest zu bringen. Stopp! Das geht nicht. Das müssen Sie nicht akzeptieren, das dürfen Sie auch gar nicht akzeptieren. Erstens führt es dazu, dass Ihr eigenes Ego in den Keller geht und zweitens gibt es Ihrem Ex-Partner Sicherheit und eines großes Machtgefühl. Verzeihen Sie meine harte Wortwahl, aber Ihr Ex-Partner soll sich gefälligst „verpissen“, wenn er seinen neuen Partner treffen will. Salopp formuliert, aber das ist doch, was Sie in

einem solchen Fall fühlen. Und warum sollten Sie hier etwas anderes vertreten, als genau diese Wahrheit. Ihr Ex-Partner kann sich nicht mit dem neuen Partner in Ihrer Wohnung breitmachen. Das geht einfach nicht. Das hat nichts damit zu tun, dass Sie seinen Entschluss nicht akzeptieren, Sie respektieren diesen vielmehr und weisen ihn für solche Aktivitäten aus dem Haus. Warum? Weil Sie etwas Besonderes sind und Sie so behandelt werden wollen. Denken Sie an das Hunde-Beispiel. Sie müssen nach außen hin vertreten, für was Sie gehalten werden wollen!

Sie protestieren nicht gegen das, was Ihr Ex-Partner mit dem neuen Partner macht, sondern lediglich wo. Sie stellen also feste Regeln auf und Sie fordern diese auch ein. Sie machen keine Vorwürfe, sondern verweisen lediglich auf die Trennung. Wenn Ihr Ex-Partner in Ihrer Wohnung den neuen Partner trifft, dann lebt er hier eine sehr, sehr große Macht aus. Er macht Sie damit extrem klein, und gerade das macht es Ihrem Ex-Partner dann leichter, über Sie hinwegzukommen. Deswegen gilt: keine Toleranz für einen neuen Partner in der eigenen Wohnung.

Der Ex-Partner und die Trennung des Wohnraums

Wenn der Ex-Partner sich nun wirklich daran macht, die Koffer zu packen, was dann?

So schwer es fällt, fangen Sie bloß nicht damit an, ihn davon abzuhalten. Sicher sind Sie einmal von Freunden in einen Kinofilm geschleppt worden und man hat Ihnen vorgeschwärmt, wie genial dieser Film doch sei. Sie haben sich zwei Stunden nicht wirklich amüsiert, und danach waren Sie richtig enttäuscht und sauer.

Was wäre aber gewesen, wenn Ihre Freunde gesagt hätten, dass ein mittelmäßiger Film im Kino läuft. Sie hätten aber dennoch zugesagt. Sie hätten sich dann auch nicht wirklich amüsiert, aber Sie wären nicht von dem Film enttäuscht worden, weil Sie zu hohe Erwartungen hatten. Also gönnen Sie ihrem Ex-Partner doch das Luftschloss zum Platzen, dass ohne Sie endlich alles besser wird. Machen Sie ihn erst gar nicht auf die Schwachstellen in seiner Logik aufmerksam. So gehen Sie sicher, dass er auch mit der anfänglichen Euphorie doch noch mit einer größeren Wahrscheinlichkeit Schiffbruch geht. Wenn Sie Ihrem Ex-Partner vorweg hätten wissen lassen, dass das die schlechteste Entscheidung seines Lebens ist, dann würde er selbst nach der Erkenntnis dessen dabei bleiben, nur um Ihnen nicht recht zu geben. Doch wenn Sie ihm dieses Kontra gar nicht erst geben, dann darf er das mit sich alleine ausmachen und er hat keinen Grund, dass er sich das alles aus Trotz schön malen muss.

Es fällt schwer in dieser Situation nicht so zu handeln, dass man mit Betteln und Jammern versucht, den Ex-Partner davon abzuhalten. Gerade weil es jedoch jedem schwerfällt, hat das gegenteilige Verhalten auch einen so großen Effekt. Trennungen verlaufen alle mit gewissen Mustern und um solche umzukehren, gilt es, dieses Standardmuster zu durchbrechen. Das Schwerste daran, das ist nicht, sich das Wissen darüber anzueignen, sondern dieses Wissen auszuüben. Deswegen unterschätzen Sie bei diesem Punkt nicht, wie schwer es fällt, in der Praxis dabei zu bleiben. Für alle anderen Punkte gilt das übrigens ebenfalls.

Es kann jedoch auch passieren, das zwar die Trennung passiert, aber die Trennung des Wohnraums gar nicht in nächste Nähe rückt. Was dann? Dann sollten Sie heute noch etwas daran verändern. Jeder Tag an dem Sie weiterhin zusammenwohnen, der wird Ihr Leid nur vergrößern und Ihre Chancen vermindern.

Lassen Sie nicht zu, dass Ihr Ex-Partner seine Entscheidung erst einmal aussitzt, sich gemütlich auf die räumliche Trennung vorbereiten kann. Ihr Ex-Partner wollte doch vom 10-Meter-Turm ins kalte Wasser springen, also soll er jetzt doch gefälligst auch mal springen und den anderen Leuten nicht den Weg versperren. Wenn Sie Ihren Partner davon versuchen abzuhalten, dann rechtfertigen Sie seine Entscheidung, wenn Sie aber selbst diese für Sie eigentlich nur logische Konsequenz ziehen, dann unterstützen Sie, dass er nun doch noch vor der eigenen Entscheidung anfängt zu zittern. Dafür sorgen Sie, wenn Sie die Trennung des Wohnraums notfalls auch selbst vorantreiben. Es lohnt sich nicht, hier zu zögern oder gar Hoffnung zu hegen, dass doch alles wieder gut wird.

Nur noch Freundschaft?

Gerade wenn man noch zusammenwohnt, wäre es da nicht einfacher, wenn man wenigstens Freundschaft schließt? Ja, das Zusammenleben wäre

sicherlich um einiges einfacher, aber Sie wollen doch Ihren Partner zurück? Dann kann es auch keine „Freundschaft“ geben.
Wenn Sie nicht im gleichen Bett schlafen, nicht zur gleichen Zeit essen, nicht zu gleichen Zeit aufstehen, die „Auskunft“ beendet haben, Ihre Privatsphäre haben, wenn Sie trotz gemeinsamer Wohnung getrennte Wege gehen, dann akzeptieren Sie zwar die Trennung, aber erreichen eine Menge. Sie werfen Ihren Partner extrem hart auf die Trennung zurück!
Eine akzeptierte Freundschaft bietet hingegen keine Hoffnung auf einen Neuanfang. Sie unterstützt Ihren Ex-Partner sogar noch bei der Trennung.
170Eine Freundschaft an Stelle einer Beziehung darf es in Ihrem Interesse also nicht geben!

Situation 2: Wir haben Kinder

Die Überforderung

Schlimm genug, wenn ein Paar sich trennt. Immer häufiger trennen sich aber nicht zwei Menschen, sondern gleich drei, vier oder noch mehr. Und zwar dann, wenn das Paar Kinder hat. So viel muss geregelt werden, man weiß gar nicht mehr, wo man anfangen soll. Alles scheint kompliziert, verworren und sachliche Absprachen zum Wohl der Kinder enden in traurigen, verzweifelten Szenen.

Unerträglich nagt der Liebeskummer. Und dann noch das Leid des Nachwuchses! Es gilt dennoch weiterzumachen, weiterzufunktionieren für die Kinder. Seit der Trennung ist alles anders und doch will nun mit der neuen Situation umgegangen werden. Die Hoffnung auf die gemeinsame Familie hat sich von einem Moment zum anderen in Luft aufgelöst. Die Vorstellung von einer gemeinsamen Zukunft ist zerplatzt. Die Familienfotos an der Wand sind nur noch Hohn und Spott. Gerade in dieser schwierigen Situation überhaupt noch die Kraft aufzubringen, um den Partner zu kämpfen, ist eine große Anstrengung. Es ist aber eine, die sich lohnen wird!

Sie stehen vor einem Scherbenhaufen und wissen nicht, ob Sie das Chaos in Ihrem Leben jemals überwinden können. Was nun?

Sie sind erschöpft, da fällt es Ihnen sicherlich schwer, überhaupt etwas zu unternehmen. Deswegen beginnen wir damit, was Sie jetzt auf keinen Fall tun dürfen. So haben Sie in dieser Zeit der vielen Fragen und großen Unsicherheiten eine Leitschnur!
Es gibt genau drei Punkte, die jetzt von großer Bedeutung sind. Diese drei Punkte sind:

dem Kummer Raum lassen,
kein Mitleid beim Partner erzeugen und
wieder zu einem inneren Gleichgewicht finden.

Die Trennung hat bei Ihnen großen Kummer ausgelöst. Dieser braucht jetzt auch einen Platz. Sie können nicht einfach weitermachen, als wäre überhaupt nichts passiert. Auch wenn gerade Sie für die Kinder da sein müssen, brauchen auch Sie ausreichend Raum für Ihre Trauer.
Diesen Raum bekommen Sie, wenn Sie die folgende Punkte beachten:

- Nehmen Sie Hilfe in Anspruch. Es ist für Menschen immer eine enorme Belastungsprobe mit Trauer umzugehen. Daher ist es absolut keine Schande, wenn Sie nun auf Hilfe von Familie und Freunde zurückgreifen.
- Brauchen Sie mehr Freiraum? Dann nehmen Sie sich diesen unbedingt! Greifen Sie auf Babysitter zurück oder auf wechselseitige

Kinderbetreuung. Sicherlich gibt es auch in Ihrer Stadt Angebote, die Sie nutzen können. Viele sind kostenlos!

- Scheuen Sie sich nicht, auch Ihren Ex-Partner in die Kinderbetreuung einzubinden - damit Sie sich Zeit für das nehmen können, was Ihnen gut tut.

Doch bei aller Trauer: Versuchen Sie jetzt nicht bei Ihrem Ex-Partner Mitleid zu erzeugen oder ihm Vorwürfe zu machen. Absolutes Tabu ist es, die Kinder dafür zu nutzen, dass er Sie nicht verlassen kann. Lassen Sie Ihre Trauer zu, aber behelligen Sie nicht Ihren Ex-Partner damit! Sie verbessern Ihre Situation damit nicht.
Trauern Sie „gesund“:

- Verheimlichen Sie die Trennung nicht, sondern stehen Sie dazu.
- Reden Sie mit Freunden und Familie über ihre Trennung. Es hilft Ihnen, Ihre Situation zu ordnen und selbst mehr Klarheit zu bekommen.
- Schreiben Sie Ihre Gedanken nieder. Führen Sie zum Beispiel ein Tagebuch. Die eigenen Gedanken wieder lesen zu können, hilft bei der Verarbeitung der Trennung.
- Schreiben Sie einen Brief an Ihren Ex-Partner, in dem Sie all die Vorwürfe niederschreiben, die Ihnen durch den Kopf gehen, aber senden Sie ihn nicht ab.

Warum empfehle ich hier Trauerarbeit und sprach in der Einleitung noch davon sich möglichst vielseitig abzulenken? Auch hier schadet dies nicht, aber es gibt einen Unterschied: Wenn Sie keine Kinder haben und sich von Ihrem Partner trennen, dann haben Sie nur Verantwortung für sich. Darum können Sie mit sich ausmachen, was Sie verdrängen möchten. Haben Sie jedoch Kinder, werden Sie Ihren Kindern kaum glaubhaft machen können, dass alles prima ist. Und das sollen Sie auch nicht, das wäre unehrlich. Um Ihre Kinder aber nicht zu überfordern, brauchen auch diese ihren Raum zum Trauern und Fragen stellen. Wären Sie jetzt aber auf dem Trip, alles zu Verdrängen und sich ordentlich abzulenken, wäre die Verwirrung für die Kinder groß.

Für Sie ist es jetzt wichtig, dass Sie wieder zu einem inneren Gleichgewicht zurückfinden. Gerade das erreichen Sie nicht, wenn Sie sich mit Ihrem Problem einschließen. Bleiben Sie nicht alleine, sprechen Sie mit Familie und Freunden über Ihre Situation. Verheimlichen Sie nicht, dass es zur Trennung kam.

Wenn Sie sich zumindest soweit wieder gefangen haben, dass Sie sich selbst in der Lage fühlen, eigene Schritte zu unternehmen, um Ihren Ex-Partner zurückzugewinnen, dann sind Sie bereit für das nächste Kapitel.

Die ersten Schritte

Es gibt jetzt vier Dinge, die Sie als Nächstes tun müssen:

- die Kinder aufklären
- die Kinder nicht instrumentalisieren
- Regelungen treffen
- Kontaktsperre beginnen

Die Kinder aufklären?

Nicht nur Sie, sondern auch Ihre Kinder können mit der Trennungssituation völlig überfordert sein. Vorsicht: Kinder sind unfassbar sensibel. Lassen Sie sich nicht von einem coolen „Macht mir nix aus, ist ok" abfertigen. Alle brauchen Zeit. Signalisieren Sie darum auch nach dem Aufklärungsgespräch immer wieder Gesprächsbereitschaft. Einfach weiterhin so zu tun, als wäre nichts passiert, das wäre nicht nur für Sie belastend und anstrengend, sondern auch Ihre Kinder würden merken, dass etwas nicht stimmt.
Sie müssen Ihren Kindern die Trennung erklären und verständlich machen. Wenn Sie das nicht tun, dann werden Ihre Kinder unter existenziellen Verlustängsten leiden. Mama und Papa sind für Kinder etwas absolut Festes und Sicheres im Leben. Für Ihre Kinder scheint die Welt unterzugehen. Versuchen Sie Ihren Kindern das Gefühl zu vermitteln, dass die Trennung für

sie keine Gefahr bedeutet. Es wird ein schwieriges Unterfangen und gegebenenfalls müssen Sie viele Versuche starten, bis die Kinder es wirklich begreifen können. Dass Mama und Papa weiter für sie da sind und sie lieb haben.

Bevor Sie die Kinder über die Trennung informieren, sprechen Sie mit Ihrem Ex-Partner. Klären Sie schon im Vorfeld, wie Sie und was Sie den Kindern sagen wollen. Am besten tun Sie diesen Schritt dann gemeinsam. Besonders jetzt darf es zu keinen Anschuldigungen kommt und sich kein Streit zwischen Ihnen entwickelt. Wenn Sie mit Ihren Kindern sprechen, dann nutzen Sie keine blumigen Worte um die Trennung zu umschreiben und den Schrecken zu nehmen. Seien Sie ehrlich damit, was sich nun ändern wird, aber auch darüber, was sich nicht ändert. Eines der wichtigsten Dinge ist jetzt, dass Ihre Kinder nicht das Gefühl bekommen, ihre Eltern zu verlieren. Nutzen Sie klare Worte. Sie haben nichts falsch gemacht, wenn Ihre Kinder darauf mit Wut reagieren. Klar ist das eine weitere Belastung für Sie, doch daran führt jetzt leider kein Weg vorbei. Ihre Kinder brauchen die Möglichkeit, ihre Gefühle auch zeigen zu dürfen. Wichtig ist, dass Sie Ihren Kindern weiter als Gesprächspartner für Fragen wegen der Trennung zugänglich bleiben.

Bereits mit einer besonnenen Aufklärung der Kinder, legen Sie schon jetzt eine feste Grundlage, damit es auch später nicht zum Streit um die Kinder kommt.

Umso friedlicher die Regelung bezüglich der Kinder vonstattengeht, umso größer sind auch Ihre Chancen, Ihren Ex-Partner noch emotional zu erreichen. Wenn es jedoch bereits jetzt in einen Streit um die Kinder ausartet, dann gerät alles andere so in den Hintergrund, dass es kaum noch eine Rückkehr zur Partnerschaft geben kann.

Die Kinder nicht instrumentalisieren

Wenn eine Beziehung zu Ende geht, dann ist es für viele verlockend, die Kinder ins Feld zu führen, um den Ex-Partner zurückzugewinnen. Dabei werden die Kinder nicht nur als Argument für die Beziehung genutzt. Viele versuchen so dem anderen ein schlechtes Gewissen zu machen, sondern sie werden auch eiskalt instrumentalisiert:

- Es wird versucht, den Beziehungspartner vor den Kindern schlecht zu machen. Der andere wird als der „Böse“ hingestellt.
- Den Kindern wird vermittelt, dass sie vom anderen Elternteil nicht geliebt werden. Ihnen wird gesagt, dass er Sie im Stich lässt, sich der Verantwortung entzieht.
- Die Kinder werden gegen das andere Elternteil angestachelt.
- Die Kinder werden als Nachrichtenbote missbraucht.
- Die Kinder werden genutzt, um Informationen über den Ex-Partner zu bekommen.

- Besonders häufig und für die Kinder tragisch ist, dem Ex-Partner die Kinder vorzuenthalten. Den Kindern wird sogar erzählt, das andere Elternteil möchte sie nicht mehr sehen, hat sie nicht mehr lieb.
- Es wird ein gnadenloser Kampf um das Sorgerecht geführt, bei dem nicht das Wohl des Kindes im Vordergrund steht, sondern der Trennungsstreit. Es wird auf dem Rücken der Kinder Krieg geführt.

Von diesen Schritten rate ich Ihnen strengstens ab! Damit haben Sie nicht nur keinen Erfolg, sondern Sie schaden Ihren Kinder massiv. Wenn Sie sich nicht daran halten, dann wären die Folgen für Ihre Kinder:

- Traurigkeit und Depression
- andauernder Stress
- Wut und Aggressivität
- selbstverletzendes Verhalten
- Schulprobleme
- Ängste: Bindungsangst, Existenzangst, usw.
- Schuldgefühle – die Kinder fühlen sich für die Trennung verantwortlich
- verringertes Selbstwertgefühl
- Loyalitätskonflikt

- PAS „Parental Alienation Syndrome“ – Ablehnung eines der Elternteil mit psychischen Folgen für die Entwicklung des Kindes

Diese Liste mit den Folgen für die Kinder würde sich noch fortführen lassen. Umso mehr Sie die Kinder in den Trennungskonflikt hineingezogen werden, umso geringer werden Ihre Chancen, dass der Ex-Partner jemals wieder zu Ihnen zurückkehrt.

Was Sie von Ihrem Ex-Partner schließlich wollen, das ist, dass er Sie liebt und die Beziehung mit Ihnen fortführen möchte. Wenn Sie jedoch die Kinder in den Vordergrund stellen, dann geben Sie ihm den Druck, dass er aus der Verpflichtung zu seinen Kindern Gefühle für Sie haben muss oder Sie vorzuspielen hat. Mit dieser Erwartung an ihn wird es aber unmöglich, dass er seine Gefühle für Sie erneut entzündet.

Eigene Kinder sollten es eigentlich nahelegen, dass man nicht einfach ohne wirklichen Grund zum Mittel der Trennung greift. In der Einleitung habe ich Ihnen schon gezeigt, dass es eigentlich nur eine Handvoll Gründe zur Trennung gibt. Alles andere kann man lernen und bearbeiten und heilen. Ihr Ex-Partner hat sich jedoch nun für die Trennung entschieden. Da hilft es auch nicht zu wissen, dass es eine andere Lösung gegeben hätte.

Wenn Sie Ihrem Ex-Partner Vorwürfe bezüglich der Kinder machen, dann geben Sie Ihrem Ex-Partner etwas, das er bekämpfen, gegen das er sich nun zur Wehr setzen kann. Sie setzen ihm quasi die Pistole an den Kopf und verlangen Liebe. Das geht nicht!

Wenn Sie die gemeinsamen Kinder aber nicht als Waffe einsetzen, dann setzen Sie Ihren Ex-Partner weit mehr der Situation der gemeinsamen Kinder aus. Er kann sich dann nicht darauf stürzen, sich gegen Ihre Vorwürfe zu verteidigen.

Verzichtet man auf die Vorwürfe, dann hat Ihr Ex-Partner den Raum, dass er ganz von alleine Selbstzweifel bekommt. Würden Sie von ihm Selbstzweifel verlangen, würden Sie diese im Keime ersticken. Entstehen die Selbstzweifel aber so, ohne Druck von außen, dann können diese einen erheblichen Einfluss zu Ihren Gunsten haben.

Das Geheimnis ist: Wenn Sie es nicht zulassen, dass das Thema Kinder für Konflikte sorgt und Sie es zudem vermeiden, die Kinder als Beziehungsargument zu bringen, dann haben Sie weit größere Chancen, Ihren Ex-Partner auch zurückzugewinnen.

Regelungen treffen

Damit Sie in die Lage kommen, das Prinzip der Kontaktsperre auch bei gemeinsamen Kindern anwenden zu können, müssen nun noch einige wichtige Dinge geregelt werden. Hiervon profitieren erneut Ihre Kinder, aber auch Sie. Ihnen werden diese Regelungen nämlich extrem dabei helfen, durch diese schwere Zeit mit weniger Ballast zu gehen. Und das wird Ihnen Kraft und auch Selbstbewusstsein geben. Auch Ihren Ex-Partner werden Sie hiermit beeinflussen, denn Sie nehmen nun das Zepter in die Hand. Ihr Ex-Partner bekommt, obwohl er doch die Beziehung beendet hat, nun die passive Rolle zugewiesen. Es hat einen erstaunlichen Effekt, wenn Sie hier die aktive Rolle übernehmen. Er mag damit gerechnet haben, dass Sie ihm seine Sachen aus dem Fenster werfen, aber nicht damit, dass Sie nun sachlich planend die Führung übernehmen. Was gibt es denn nun zu regeln?

- Nutzung der gemeinsamen Wohnung
- Hausrat: Wer bekommt was?
- Unterhalt
- Vermögensaufteilung
- Auflösung gemeinsamer Bankkonten, Versicherungen

Hier lohnt es sich, wenn Sie sich z. B. ein Muster einer Trennungsvereinbarung aus dem Internet oder bei Ihrem Anwalt besorgen. Es ist von Vorteil, wenn Sie zusammen mit Ihrem Ex-Partner diese ausarbeiten. Jetzt sollten Sie auf keinen Fall einen Anwalt dazwischen schalten, aber das heißt absolut nicht, dass Sie keinen konsultieren sollten. Nur belassen Sie diesen im Hintergrund, denn wenn Sie diesen schon jetzt auf Ihren Ex-Partner ansetzen, dann sinken Ihre Chancen für einen Neuanfang. Sollte Ihr Ex-Partner Ihnen eine schon vorgefertigte Trennungsvereinbarung übergeben, dann gehen Sie darauf nicht sofort ein. Bevor Sie eine solche Vereinbarung unterschreiben, lassen Sie sich von Ihrem Anwalt beraten.

Mit der Trennungsvereinbarung setzen Sie außerdem dem gemeinsamen Wohnen schon vertraglich ein festes Ende. Dem weiteren Zusammenwohnen nun auch noch selbst aktiv ein Ende zu setzen, erscheint widersprüchlich. Aber gerade damit stärken Sie Ihre Position, auch wenn der Schritt weh tut. Eine solche Trennungsvereinbarung reicht noch nicht aus. Wenn Sie zusammenwohnen, dann sollten Sie zudem das verbleibende Zusammenwohnen weitgehend regeln, sodass Sie nicht darauf angewiesen sind, sich an jedem weiteren Tag mit Ihrem Ex-Partner darüber auseinanderzusetzen.

Die Kontaktsperre beginnen bei gemeinsamer Wohnung

Wenn Sie noch zusammenwohnen, haben Sie bereits in dem vorherigen Abschnitt eine Menge erfahren.
Das sind in der Übersicht die verschiedene Methoden und Verhaltensweisen:

- Die Trennung des Schlafplatzes
- Das Ende der Versorgung des anderen
- Der Umgang mit gemeinsamen Freunden und Einladungen
- Die Wiedergewinnung der Privatsphäre
- Das Ende der Auskunft

Arbeiten Sie mit diesen Punkten, noch bevor alles vertraglich festgehalten und abgesegnet ist. Die Regelungen sind die notwendige Vorstufe, um eine effektive Kontaktsperre bei gemeinsamen Kindern zu erreichen.

Was ist aber mit dem Ende der Versorgung? Ihre Kinder sind schließlich nicht nur daran gewöhnt, sondern auch darauf angewiesen, dass sie von den Eltern versorgt werden. Die Küche kann nicht einfach kalt bleiben, das stimmt. Es ist wichtig für Ihre Kinder, dass die elementaren Dinge des Lebens weiter bestehen bleiben. Ein Zusammenbruch des Alltags würde die Kinder verunsichern.

Dennoch gibt es auch hier Möglichkeiten! Bei einer Partnerschaft ist meist ein gewisses Arrangement erforderlich, damit man zusammen isst. Das heißt, man wartet dann doch auf den anderen oder stellt den Topf doch noch einmal auf den Herd. Jetzt gibt es aber keinen Grund mehr, dass Sie zusammen essen, wenn es nicht nötig ist. Auch der Ex-Partner, der normalerweise nicht kocht, kann diese Aufgabe nun nicht nur für sich, sondern auch für die Kinder übernehmen. Sie müssen die ganze Verantwortung nicht alleine tragen. Auch Ihr Ex-Partner hat sich jetzt um die Versorgung der Kinder zu kümmern.

Wenn die räumliche Trennung bevorsteht, gibt es zwei Gefahren. Einerseits, dass der Streit um die Kinder in den Vordergrund rücken kann, andererseits, dass Sie jetzt doch beginnen, mit Betteln und Jammern Ihren Ex-Partner vom Auszug abzuhalten. Für diese Gefahren sind Sie aber bereits ausreichend gewappnet, wenn Sie mit der Trennungsvereinbarung alles Nötige geregelt haben.

Die Kontaktsperre beginnen bei getrennten Wohnungen

Wenn Sie schon nicht mehr zusammenwohnen, dann können Sie auf eine ganz „normale" Kontaktsperre zurückgreifen. Einige Hindernisse gibt es aber auch hier.

Sie stehen vermutlich in diesem Fall vermutlich vor dem Problem, dass Sie jetzt regelmäßig die Kinder dem Ex-Partner übergeben müssen oder Sie selbst von Ihrem Ex-Partner die Kinder in Empfang nehmen. Hier ist es nützlich, wenn Sie bereits mit der Trennungsvereinbarung alles Grundlegende vereinbart haben.

Der Moment der Übergabe ist aber dennoch ein sehr gefährlicher Moment. Denn hier passiert es nur allzu leicht, dass die Kinder doch noch zum Spielball der eigenen Emotionen werden. Können Sie die Emotionen der einzelnen Familienmitglieder nachfühlen?

Mutter (nimmt das Kind an der Tür in Empfang): Na, war es schön? Kind: Ja, es war schön mit Papi! Mutter:

Ja, war es schön oder ist dir wieder schlecht geworden im Auto, weil der Papi immer so rast und nicht damit aufhört, selbst wenn man ihn bittet.

Kind:

Nee.

Mutter:

Wirklich oder hat Papi verboten, dass du was verrätst!

Vater:

Du bist echt total bescheuert!

Wenn Sie derjenige sind, der die Kinder übergeben soll, dann können Sie den Fehler begehen, dass Sie nun Ihre Wut und Verzweiflung über die Trennung darin äußern, dass Sie Ihrem Partner nun nicht dafür fähig bezeichnen, auf die Kinder auch achtzugeben. Das passiert wirklich sehr leicht. Ohne dass man es eigentlich will, haben sich die „guten Ratschläge" in handfeste Vorwürfe verwandelt. Wenn Ihr Partner deswegen die Kinder für ein Wochenende nimmt, dann bleiben Sie freundlich und neutral. Impfen Sie Ihren Kindern auch nicht Vorbehalte gegen den Ex-Partner ein. Es würde Ihrem Ex-Partner zwar wirklich zu denken geben, wenn die eigenen Kinder plötzlich fremdeln, aber das würde einen großen psychischen Schaden bei den Kindern anrichten. Wenn Sie die Kinder für ein Wochenende nehmen, dann seien Sie für die Rückgabe gewappnet. Keine Eisreste im Gesicht? Sie haben auch nicht den

Lieblingsteddy vergessen? Die Kinder haben frische Kleidung an? Geben Sie Ihrem Ex-Partner keinen Anlass, Kritik zu äußern. Denn wenn es in diese Richtung tendiert, auch dann werden die Kinder wieder zum Instrument des Trennungskonflikts. Und das gilt es unter allen Umständen zu vermeiden. Wie wird jedoch der restliche Kontakt geregelt, wenn ein Elternteil nicht in der gleichen Wohnung lebt? Das ist gar nicht so schwer. Es wird alles genauso gehandhabt, als wären Sie noch in der gleichen Wohnung. Sie haben Ihre Privatsphäre, Ihr eigenes Leben und in all das geben Sie Ihrem Ex-Partner keinen Einblick mehr. Sie reden nicht über Ihre Probleme, Ihre Gefühle, Ihre Sorgen und Ihren Alltag. Sie geben sich allein die Mühe, Ihren elterlichen Pflichten bestens nachzukommen. Aber dazu zählt nicht, dass Sie Ihrem Ex-Partner nun Ihr Leben dokumentieren. Gerade dann, wenn er den Einblick in Ihr Leben verliert, werden Sie für Ihren Ex Partner wieder interessant.

Trennung während der Schwangerschaft

Es kann etwas sehr merkwürdiges passieren, wenn eine Frau schwanger wird und beide Beziehungspartner das wollten. Dann kommt es innerhalb dieser neun Monate oder kurz danach zu einer ganz besonderen Form der Trennung: zu einer „Schwangerschafts-Trennung". Die Frau erfährt dabei den wahren Grund meist erst gar nicht. Der Grund ist die bevorstehende Geburt, doch gerade das wird selten in einem solchen Fall deutlich von Ihrem Partner ausgedrückt. Davor war es ja auch schließlich die Entscheidung von beiden

Seiten, ein Kind zu bekommen. Eine solche Trennung verletzt und ist sehr verwirrend, denn die Ursachen sind erst einmal nicht nachvollziehbar. Gerade deswegen besteht in dieser Situation die Gefahr, besonders viele Fehler zu begehen.

Wie konnte es zu dieser „Schwangerschafts-Trennung“ kommen? Wenn das Kind geplant war, warum soll nun gerade die Schwangerschaft zu einem Beziehungsende führen?

Bei Frauen ist die Entscheidung für ein Kind meist eine sowohl emotionale als auch eine logische Entscheidung. Eine Frau ist sich der Konsequenzen deutlich bewusst, weil sich die Schwangerschaft neun Monate in ihrem Körper abspielt. Damit hat ein Mann nichts zu tun, ihm wird nicht morgens schlecht, er spürt die Tritte nur von außen, der Bauch der Frau ist Ort des Geschehens. Für den Mann dürfte es doch also gar kein Problem sein. Nach der Zeugung muss er eigentlich nur abwarten! Während dieser Wartezeit passiert aber auch bei ihm das, was bei der Frau schon wesentlich früher geschehen ist: Er wird sich der Konsequenzen langsam bewusst. Jetzt kann er es doch noch mit der Angst zu tun bekommen und die Flucht ergreifen, obwohl er zuvor ja selbst in die Familienplanung eingewilligt hat.

Da der Mann die Flucht vor den Konsequenzen ergriffen hat, ist es nun wenig ergiebig ihn daran zu erinnern, dass er Vater werden wollte und ihn zu ermahnen, dass er gerade die Familie im Stich lässt. Damit sorgen Sie jetzt nur, dass er sich noch weiter distanziert. Die Wut und die Verzweiflung führt

auch hier schnell dazu, dass man selbst das ungeborene Kind instrumentalisiert und den Ex-Partner wissen lässt, dass wenn er jetzt flieht, sein Kind so schnell nicht sehen wird.
In einem solchen Fall sollten Sie die Schwangerschaft zunächst noch einmal mit Ihrem Ex-Partner thematisieren. So blöd es klingen mag, Sie müssen ihm die Sache mit dem Kind noch einmal behutsam nahebringen und erklären. Sich seine Sorgen und Ängste anhören und gemeinsam darüber sprechen. Sollte dies nicht dafür sorgen, dass die Trennung abgewendet werden kann, dann nutzen Sie eine Kontaktsperre. Sie lassen Ihren Ex-Partner weiter, aber ohne Vorwürfe, an der Schwangerschaft und besonders auch an der Geburt teilhaben. Er sollte bei der Geburt unbedingt dabei sein. Abgesehen davon führen Sie aber jetzt Ihre Privatsphäre, Ihr eigenes Leben, das Sie nicht mit Ihrem Ex-Partner teilen. Mit dieser Form der Kontaktsperre sorgen Sie dafür, dass sich Ihr Ex-Partner sowohl mit seiner Vaterrolle auseinandersetzen kann, als auch das Gefühl bekommt, dass Sie jetzt aus seinem Leben verschwinden. Mit dieser Methode haben Sie in diesem Fall die besten Chancen, Ihren Ex-Partner zurückzugewinnen.

Situation 3: Fernbeziehung

Am anderen Ende der Trennung

Sie waren vielleicht gerade am anderen Ende der Telefonleitung, als Ihnen mitgeteilt wurde, dass nun Schluss sein soll? Sie waren geschockt, Ihr Herz blieb für einen Moment stehen, der Hörer fiel aus Ihrer Hand. Oder war es beim letzten Besuch, der rasch ein Ende fand, bei dem aus dem lang ersehnten Treffen einer rasch die Flucht ergriff? Oder war es schlicht eine letzte E-Mail oder sogar nur eine SMS! Wie kam es bei Ihnen zum Ende der Beziehung?
In welcher Form die Trennung Ihrer Fernbeziehung auch passiert ist, es gibt einen Unterschied zu einer Trennung ohne räumliche Distanz.
Der Unterschied liegt in der Art und Weise, *wie* eine Fernbeziehung zu einem Ende kommt. Eine solche endet nämlich anders als eine „normale" Beziehung. Die Trennung ist mysteriös. Sie ist voller Geheimnisse und Unbekannten. Der erwähnte Trennungsgrund ist oft die Distanz, aber es ist die einfachste Erklärung, die einfachste Lösung um sich aus dem Staub zu machen. Gerade deswegen wird die Distanz als Trennungsgrund vorgeschoben: Er umgeht die Wahrheit!
Tatsächlich ist es so, glaubt man der Statistik, dass eine Fernbeziehung entweder nach zwei Jahren auseinander geht oder das Paar zusammenzieht. Es wäre aber eine absolute Fehlinterpretation zu sagen: Wer nach zwei Jahren noch nicht zusammengezogen ist, dessen Fernbeziehung muss scheitern!

Nach zwei Jahren ist auf beiden Seiten der Wunsch zusammenzuziehen normalerweise sehr ausgeprägt. Wenn es hier keine wirklichen Gründe gibt, die das verhindern, dann scheitert die Beziehung nicht aufgrund der Distanz, sondern aufgrund dessen, dass die Beziehung nicht den ernsthaften Kern hat, den sie eigentlich benötigt.

Fehlt der ernsthafte Kern der Beziehung, aber als Trennungsgrund wird die Distanz genannt, dann entsteht letztlich der Mythos, dass die Beziehung endet, weil die Distanz zum Problem wurde. Dabei ist es schlicht die einfachste Methode den Partner abzuservieren. Weil das so einfach ist, wird daraus eine „Wahrheit", die aber gar keine ist.

Fernbeziehungen sind gar nicht so instabil, wie es scheint. Eine Beziehung verträgt durchaus eine sehr große Distanz. Das geht zwar nicht unbegrenzt lange, denn irgendwann entsteht eben der dringende Wunsch zusammenzuziehen, aber eine Fernbeziehung muss nicht zum Scheitern verurteilt sein. Es ist sogar so, dass Partner in einer Fernbeziehung treuer sind als in einer normalen Beziehung, obwohl sie für das Fremdgehen eigentlich genügend Möglichkeiten und Freiraum haben.

Fernwartung

Was bedeutet die zuvor gewonnene Erkenntnis, dass die Distanz oft gar nicht das wirkliche Problem ist, wenn man nun verlassen wurde? Wenn der Liebeskummer plagt und der Ex-Partner viele Kilometer entfernt wohnt?

Wie kann man nun diesen Partner zurückgewinnen? Wie soll das funktionieren?
Riskiert man mit einer Kontaktsperre nicht auch noch die allerletzte Chance auf einen Neuanfang? Der Ex-Partner ist schließlich weit, weit weg und ohne Kontakt ist man bestimmt schnell vergessen!
Doch das ist überhaupt nicht der Fall. Niemand vergisst seinen Ex-Partner von heute auf morgen! Auch Ihr Ex-Partner hat Sie nicht vergessen!
Bevor Sie jedoch die Kontaktsperre hier einsetzen können, sind einige Vorbereitungsschritte nötig.
Fragen Sie sich jetzt: Ist die Beziehung denn wirklich zu Ende? Und sind die Gründe wirklich offen ausgesprochen? Die Distanz ist meist nur der einfachste Weg eine Fernbeziehung zu beenden, aber selten der wirkliche Grund.
Gerade die Art und Weise wie eine Fernbeziehung endet, sorgt schon dafür, dass die Gründe oft im Verborgenen bleiben. Es gar nicht so klar ist, warum und ob die Beziehung nun überhaupt zu Ende ist. Deswegen ist es wichtig, wie es auch bei einer Beziehung ohne Distanz der Fall wäre, erst einmal zu klären, ob diese Trennung denn nun auch eine ist. Ob hier nicht bereits eine E-Mail, ein Telefonat oder ein Gespräch alles wieder in Ordnung bringen kann.
Bei der Führung einer Fernbeziehung gibt es drei besonders wichtige Punkte zu beachten:

- Kommunikation besonders pflegen und Missverständnisse beseitigen
- Zuneigung und Liebe muss deutlicher und öfters ausgedrückt werden
- Das räumliche Zusammenziehen muss früher oder später zum Thema werden, sodass genügend Vorbereitungszeit besteht und man sich diesem Vorhaben langsam annähern kann.

Bevor Sie deswegen zur Kontaktsperre übergehen, sichern Sie ab, dass nicht schlicht eine Aussprache fehlt. Missverständnisse lassen sich bei einer Fernbeziehung, wie in jeder anderen Beziehungsform, nicht vermeiden, aber hier haben sie einen besonders guten Nährboden. Und diese können sich so dann über die Zeit anstauen, sich summieren bis diese irgendwann zu einer Trennung führen.

Bei einer Fernbeziehung sind auch die Gesten der Zuneigung von einem anderen Gewicht. Ein „Ich liebe Dich" wiegt bei einer Fernbeziehung weniger. Es muss öfters gesagt werden. Es muss auf mehr Weisen ausgedrückt und bekundet werden.

Die Überwindung der räumlichen Distanz frühzeitig zum Thema zu machen, das ist nicht nur deswegen wichtig, weil sich dem Thema so langsam angenähert werden kann, sondern auch, weil es ein Prüfstein für die Ernsthaftigkeit der Beziehung ist. Zu einer Trennung kann es aber nun gekommen sein, weil die Distanz und die Überwindung der Distanz zum Problem wurde. Irgendwann sollte in einer Fernbeziehung deswegen das

Thema des Zusammenziehens besprochen werden. Wie könnte das gehen? Wo würde man wohnen? Wenn solche Fragen nicht irgendwann thematisiert werden, dann fehlt dieser Fernbeziehung schlicht schon sehr früh der nötige Ernst. Nicht die Distanz ist das Problem, sondern der ernsthafte Wunsch mit diesem Partner zusammen zu sein.

Wenn diese Klärung keinen Erfolg bringt, dann ist es für den nächsten Schritt wichtig, dass die Beziehung ein definitives Ende bekommt. Sie darf nicht am seidenen Faden hängen bleiben.

Die Kontaktsperre auf Distanz

Die nötigen Voraussetzungen sind erfüllt, die Trennung bestätigt? Dann sind Sie jetzt in der Lage, die Kontaktsperre auch anzuwenden. Sicherlich zögern Sie noch ein wenig und denken daran, doch Sie dies und jenes noch schreiben könnten. Aber seien Sie mal ehrlich, was soll das jetzt noch bringen? Was soll in diesem Moment ein weiteres Wort, ein weiterer Satz noch erreichen?

Jetzt müssen Sie zur Kontaktsperre übergehen, wenn Sie Ihren Ex-Partner zurückbekommen möchten. Ein Verzögern dieses Schrittes verringert Ihre Erfolgswahrscheinlichkeiten nur noch weiter.

Beginnen Sie also jetzt mit der Kontaktsperre!

Im Prinzip können Sie jetzt eine völlig normale Kontaktsperre anwenden, denn dass zwischen Ihnen eine sehr große Distanz ist, das spielt erst einmal keine Rolle. Sie können sich daran orientieren, was ich bereits zu Beginn dieses Buches über die Phasen der Kontaktsperre geschrieben habe.

Dabei will ich Sie nun noch auf die wenigen Unterschiede aufmerksam machen. Wenn bei einer solchen Kontaktsperre Ihr Ex-Partner versucht, Sie zu erreichen, dann sollte ihm dies schwerer fallen. Selbst wenn Sie nun bereits in dem Zeitraum sind, in dem Sie seine Kontaktversuche nicht absolut verweigern, machen Sie Ihrem Ex-Partner einen Anruf nicht zu leicht. Bei E-Mail dehnen Sie dementsprechend die Antwortzeit aus. Antworten Sie niemals am gleichen Tag, sondern lassen Sie zwei Tage vergehen. Mindestens. Dies hat folgende nützliche Konsequenz: Der Ex-Partner wartet auf die Antwort. Er beschäftigt sich mit Ihnen und denkt an Sie. Und die Distanz ist jetzt endlich mal nützlich, denn die Zeit lastet besonders. Sie werden damit erreichen, dass sich Ihr Ex-Partner Sorgen macht. Und das ist in dieser Situation gut. Wenn sich Ihr Ex-Partner um Sie Sorgen macht, dann entsteht in ihm ein Gefühl, dass sehr nahe neben Liebeskummer liegt. Und hier kann sich dann das eine mit dem anderen vermischen. Aber Vorsicht: Diese Strategie mit anderen Mitteln auszuweiten (Vortäuschung eines Unfalls etc.), würde zu keinem Erfolg führen. Vielmehr würde es in einem Desaster enden.

Wenn Sie sich noch einmal die Liste der Reichtümer vom Anfang ansehen, dann finden Sie bestimmt schon selbst die Punkte, die Sie jetzt in einen Mangel kehren können. Genau, den der Erreichbarkeit und den des Interesses. Entfachen Sie durch absoluten Rückzug seinen Wunsch, diese Mängel wieder aufzuheben!

Funkstille

Eine Fernbeziehung ging zu Ende. Sie haben sichergestellt, dass hier nicht einfach Redebedarf bestand. Sie haben jetzt viele Wochen oder gar Monate der Kontaktsperre eingehalten. Aber Sie bekamen kein ein einziges Lebenszeichen von Ihrem Ex-Partner.

Ist jetzt wirklich alles vorbei?

Ihre Chancen sind rapide gesunken. Doch es gibt noch einen Rettungsanker. Wenn Sie seit wirklich längerer Zeit absolut keinen Kontakt mehr hatten, dann können Sie jetzt einen erneuten Kontaktversuch von Ihrer Seite aus starten.

Ihr Ex-Partner hat nun einige Zeit ohne Sie verbracht und keinen Kontakt zu Ihnen gehabt. Er hat sein Leben fortgesetzt, und zwar ein Leben ohne Sie. Doch in all dieser Zeit, vor allem an schlechten Tagen, hat er verklärt an Sie und Ihre gemeinsame Zeit zurückgedacht. Gerade weil Sie nicht in seiner Nähe sind, werden Sie mehr und mehr zu einer Gestalt, in die er seine Wünsche und Träume hineinlegen kann. Wenn Sie sich jetzt bei ihm melden, dann bauen Sie genau darauf auf. Bei dieser Absicht gilt es zu vermeiden, dass Sie Bezug zur Trennung oder zu den Trennungsgründen nehmen. Der zeitliche Abstand ist gerade deswegen sehr wichtig. Sie melden sich völlig unverbindlich. Sie bieten Raum für all die positiven Projektionen. Je besser Sie darüber bescheid wissen, was sich Ihr Ex-Partner erträumt, umso erfolgreicher ist diese Methode.

Sie erinnern Ihren Ex-Partner aber vor allem daran, dass es Sie gibt und Sie machen ihn neugierig. Sie geben Ihrem Ex-Partner Raum für eine unbestimmte Hoffnung, doch das zu finden, was er sich erhofft hat.
Er wird dann leicht dem Irrtum verfallen, dass er einfach unverbindlich den Kontakt mit Ihnen aufnehmen kann. Die Distanz ist ja dazwischen. Ohne dass er es plant, macht er sich damit bereits auf den Weg, sich auf mehr einzulassen.
Wenn Sie auf eine solche Weise den Kontakt wieder aufbauen, dann nutzen Sie die Distanz für seine Hoffnungen und Projektionen. Das wird Ihrem Ex-Partner gar nicht bewusst sein. Er wird in seiner Vorstellung einfach unverbindlich den Kontakt wieder aufnehmen. Ohne es zu ahnen, begibt er sich auf einen erneuten möglichen Weg in eine Beziehung.
Damit seine Hoffnungen und Projektionen einen ausreichenden Platz einnehmen können, muss Ihr Kontakt deswegen unbedingt abgegrenzt sein von der Trennung und den Trennungsgründen. Außerdem muss diese Wiederannäherung vorerst ohne einen persönlichen Kontakt auskommen.

Situation 4: Mein Ex-Partner hat eine neue Liebe!

Na bravo! Gerade haben wir die Nase über Wasser, schon kommt die nächste Überraschung und wir drohen wieder zu ertrinken. Ihr Ex-Partner hat also einen neuen Partner an seiner Seite. Und nun? Das Feld räumen? Wäre es nicht auch unmoralisch, das traute Glück sprengen zu wollen?

Revierkonflikt

Es tut einfach weh, wenn die Beziehung zu Ende ist und der Ex-Partner auch noch direkt die nächste Beziehung hat. Sein letztes „Ich liebe Dich" ist erst ein paar Tage alt, die Trennung noch taufrisch. Wie kann der Ex-Partner jetzt schon einen neuen Partner haben! Wie ist das möglich! War denn etwa wirklich alles nur Lug und Trug? Hat er Sie gar nicht geliebt? Und dann sticht auch noch unablässig die Eifersucht zu. Wie lange die beiden sich schon nahe gewesen sind, wo die es wohl schon überall getrieben habe, man rast! Eifersucht und Wut - endlose Enttäuschung. Aber nichts hindert trotz all diesen Gefühlen den Liebeskummer daran, sich gnadenlos durchs Herz zu bohren.

Es herrscht das absolute Chaos in Ihren Gedanken und Gefühlen.

Menschen, die sich in so einer Situation befinden und zu mir kommen, machen auf mich immer einen sehr gehetzten Eindruck. Sie reden schnell, die Gefühle fahren Achterbahn. Es gibt daher eine Grundregel. Verschaffen Sie sich einen klaren Überblick. Sofort. Sortieren Sie die Fakten und misten Sie Ihren Kopf aus. Ja, der andere hat nun eine neue Liebschaft. Alle weiteren Details sind allein schmerzhaft und darum absolut für Sie von Interesse. Sie haben etwas Wichtigeres zu tun. Sie holen sich Ihren Ex-Partner zurück und er ahnt es noch nicht mal. Verschwenden Sie keine Zeit und Energie für voreilige Schritte und Kurzschlusshandlungen. Damit könnten Sie all Ihre Chancen zerstören, je wieder eine Beziehung mit Ihrem Ex-Partner zu führen. Und zu genau diesen Fehlern verleiten, das könnte Sie ein sehr mächtiger und einflussreicher Feind. Dieser Feind ist in Ihrem Inneren: Es ist Ihre Eifersucht!

Keine Eifersucht

Nach der Trennung und der Erkenntnis, dass dort jemand anders ist, verspüren Sie vermutlich nicht nur ein bisschen, sondern absolut rasende Eifersucht auf den neuen Partner und grübeln leider auch noch ständig und schmerzhaft darüber, was die beiden wohl gerade zusammen machen.
Doch diesen Zustand können Sie verändern! Es ist nicht leicht, aber auch nicht unmöglich. Und vor allem: Es lohnt sich! Gerade Ihre ungezügelte Eifersucht ist jetzt der schlechteste Ratgeber. Die Eifersucht lässt Sie in all die Fallen treten, in die Sie geraten könnten. Wer eifersüchtig ist, handelt unüberlegt. Jeder Angriff, den Sie auf den neuen Partner ausführen, bestätigt Ihren Ex-Partner nur in seiner Entscheidung, Ihnen abgeschworen zu haben.

Als es zu dieser Trennung kam, hat sich Ihr Ex-Partner mit viel Kraft und Anstrengung von Ihnen abgewendet. Er hatte das Ziel, die Trennung zu überwinden. Er ist jetzt darauf eingestellt, sich zu verteidigen und Ihren Angriffen standzuhalten. Er erwartet nicht, dass Sie ihn einfach kampflos gehen lassen. Er wartet noch in seiner kompletten Schlachtrüstung auf Sie, um seine Entscheidung und seine neue Beziehung zu verteidigen und abzusichern.

Mit dieser wilden Eifersucht im Herzen können Sie diese Schlacht also nicht gewinnen, deswegen stelle ich Ihnen die schwerste Strategie vor. Sie unternehmen nichts. Starten Sie keine Aktionen gegen den neuen Partner. Leben Sie jetzt Ihr eigenes Leben, versuchen Sie es zu genießen und verfolgen Sie Ihre Interessen. Zur Not manipulieren Sie sich selbst und setzen sich so viel neuen Eindrücken aus, dass Ihr Gehirn anderweitig beschäftigt ist. Gehen Sie unter Leute und verabreden Sie sich mit Freunden und Bekannten. Verstecken Sie sich jetzt nicht in Ihrer Wohnung.

Wenn Sie Ihr Leben weiterführen, erst dann werden Sie wieder anziehend für Ihren Ex-Partner. Sie schaffen so eine Grundlage, damit Ihr Ex-Partner seinen Fehler einsehen kann. Ihre Eifersucht und Ihr Drängen zu seiner Rückkehr würden ja lediglich sein Mitleid erwecken, seine Schuldgefühle und zu allem Übel auch noch seinen Hass. Und all das resultiert dann nur darin, dass er sich endlich von Ihnen ganz und gar befreien will.

Ich will Ihnen etwas sagen:

Sie haben es gar nicht nötig, sich die Hände schmutzig zu machen. Sie haben es nicht nötig, den neuen Partner zu bekämpfen oder kleinzureden. Es besteht keinen Anlass, sich auf einen Vergleich mit dem neuen Partner einzulassen. Dieser neue Partner spielt nicht in Ihrer Liga. Auf diesen Kampf lassen Sie sich nicht herab. Wenn Sie mir nicht glauben, dann gehen Sie doch einmal in ein Autohaus und lassen sich die Vorteile eines Ferraris gegenüber eines Trabbis erklären. Da würde Sie doch auch niemand ernst nehmen! Die Unterschiede in der Qualität liegen doch auf der Hand! Oder haben Sie jemals einen Armani-Anzug gesehen, neben dem aufgelistet wurde, wie toll doch seine Stoffqualität ist? Da steht schlicht Armani. Der bürgt für die Qualität. Und bei Ihnen steht Ihr Name!

Ein solches Verhalten, eine solche Einstellung, das zeugt von Stärke und stellt Ihren Wert zur Schau und das macht Sie enorm attraktiv für Ihren Ex-Partner. Ihr neues Verhalten lässt ihn an seiner Entscheidung zweifeln, weil er so selbst das Gefühl bekommt, dass nicht Sie ihn verloren haben, sondern er Sie. Grundlegend für alle notwendigen Schritte, um Ihren Ex-Partner zurückzugewinnen, ist, diese Gleichgültigkeit auch zeigen zu können und mit dem eigenen Leben fortzufahren. Noch mag Ihnen ein solches Verhalten unvorstellbar sein, aber im nächsten Abschnitt werde ich Ihnen helfen, die grundlegend daran hindernde Eifersucht zu überwinden.

Die Eifersucht überwinden

Wenn Sie Ihren Ex-Partner zurückgewinnen wollen und der schon eine neue Liebschaft hat, dann steht Ihnen erst einmal Ihre eigene Eifersucht im Weg. Denn die erfolgsversprechende Methode ist, schlicht dem neuen Partner keine Beachtung zu schenken.
Das ist aber deutlich einfacher gesagt, als getan. Deswegen zeige ich Ihnen jetzt, wie Sie mit drei einfachen Schritten dieses Ziel erreichen können:

- Bedeutung des neuen Partners verringern
- Platz für die eigenen Emotionen schaffen
- Den Sinn und Zweck der gezeigten Gleichgültigkeit verstehen lernen

1. Bedeutung des neuen Partners verringern

Beginnen wir mit dem ersten Punkt. Wer ist das überhaupt, dieser neue Partner? Der erste Gedanke, der sofort aufblitzt, ist: Was hat dieser neue Partner, was ich nicht habe? Dieser Gedanke entfacht die Glut der Eifersucht dann um ein Vielfaches. Sie wurden verlassen, und weil der Ex-Partner nun einen anderen Partner hat, scheint es offensichtlich zu sein, dass dieser besser, schöner, klüger, erfolgreicher ist.
Zwei Fälle gibt es nun zu unterscheiden: Die neue Beziehung entstand erst direkt nach der Trennung oder sie hat auch noch einen Affärenhintergrund.

Entstand diese neue Beziehung Ihres Ex-Partner direkt nach Ihrer Trennung, dann müssen Sie Ihrer Eifersucht gar nicht so viel Raum geben. Denn hier wurde das willige Trostpflaster gefunden. Eine Person, die sich damit zufrieden gibt, eine solche Beziehung mit einer frisch getrennten Person überhaupt einzugehen. Jetzt könnte der Einwand kommen, dass das jetzt aber nur bei Frauen gilt, die sich auf einen frisch getrennten Mann einlassen, aber nicht auf einen Mann, der sich auf eine frisch getrennte Frau einlässt. Das stimmt auch! Ein Mann, der sich auf eine frisch getrennte Frau einlässt, befindet sich nicht in der unterlegenen Position, aber dafür sieht er seine neue Bekanntschaft auch als ein allzu leichtes und williges Opfer an. Er hat deswegen keinen besonders großen Respekt. Die Beziehung ist ihm also nicht wirklich ernst und sie ist deswegen von weit weniger Bedeutung, als es im ersten Augenblick den Anschein macht.

Die Beziehung wiederum, die einer Affäre entspringt, ist zwar von größerem Gewicht, aber auch hier ist nicht alles Gold, was glänzt. Ihr Ex-Partner hatte, wie Sie nun herausgefunden haben, eine Affäre und daraus wurde eine Beziehung. Er hat letztlich diesen Schnitt gemacht, um nun zu seiner Affäre zu stehen. Die Affäre wurde damit aufgewertet. Nur jetzt gibt es ein Problem: Der neue Partner ist jetzt nicht mehr die Affäre. Es fehlt all das, was diese Bekanntschaft davor zu etwas ganz Besonderem gemacht hat. Die Heimlichkeit fehlt, das Kribbeln fehlt, das Geheimnis fehlt. Aus dieser Affäre wurde nun eine ganz normale Beziehung. Doch in einer Beziehung gelten ganz andere Bedingungen und Regeln. Das Tageslicht beleuchtet diese Situation nun völlig neu. Plötzlich steht diese Beziehung vor anderen Problemen als dem nächsten heimlichen Treffen.

Ihr Ex-Partner hat all seine Vorstellungen und Wünsche, die Ihre Beziehung nicht erfüllen konnte, in diese Affäre gelegt. Damit hat er vielleicht einen Ausgleich zu Ihrer Beziehung bezweckt. Doch jetzt wurde aus dieser Affäre die Beziehung selbst. Was jetzt aber fehlt, das war der größte Teil: Sie. Nicht Sie haben eigentlich einen Verlust zu beklagen, sondern Ihr Ex-Partner.

Um Ihre negative Emotionen bezüglich des neuen Partners weiter zu verringern, bietet sich der sogenannte „Gedankenstopp" an. Wie dieser funktioniert, dass werde ich Ihnen im Folgenden beschreiben. Davor möchte ich Ihnen eine kleine Geschichte erzählen. Es geht um die besagte Methode des Gedankenstopps.

Maximilian, das ist ein guter Kumpel von mir, rief mich an einem Samstagmorgen um halb fünf endlos verzweifelt an. Nachdem ich ihm versichert hatte, dass ich wirklich wach genug bin, erzählte er mir sein Problem. Heute Abend wäre sein erstes eigenes Konzert. Er und seine Band würden live auftreten. Nur so was kleines, aber eben sein erster öffentlicher Auftritt. Er war so schon nervös, das war verständlich, aber am Freitag hatte seine Freundin die Beziehung beendet und Maximilian meinte, ich wüsste doch immer Rat für Beziehungssachen, denn so könnte er heute Abend nicht auftreten. Ich entgegnete ihm, dass das keine Beziehungssache sei, sondern

dass er sich nicht von seinen Gedanken befreien könnte. Er momentan um einen fixen Punkt kreisen würde, ohne überhaupt ein weiteres Ergebnis erzielen zu können. Es wäre deswegen nicht die Trennung, sondern seine Gedanken, die ihn heute vom erfolgreichen Auftritt abhalten könnten. Ich bat ihn um einen Moment Stille. Er sollte während dieser Zeit nicht an seine Ex-Freundin denken und falls doch auf den Hörer klopfen. Das geht ja gerade deswegen nicht, weil ich es sage, meinte er. Ich lachte und meinte, ok, aber lass es uns dennoch probieren! Ok… 5 Sekunden später, er klopft auf den Hörer. Ich schreie „STOPPPP“. Maximilian war irritiert (meine schlafende Frau neben mir auch). Ich fragte ihn, was er gedacht hat, als ich Stopp geschrien habe. Er meinte: „An nichts. Ich war total aus der Bahn geschmissen.“ Ich entgegnete: „Und weißt du was, das kannst du auch selbst - ‚Stopp!‘ sagen und damit die Gedanken unterbrechen.“ Das Konzert fand statt. Zugeben muss ich aber auch, dass er seine Ex-Freundin nicht zurückbekommen hat, aber das lag wohl eher an ihm. Der Abend verlief so gesehen zu gut und danach hatte er ein paar Fans mehr.
Diese Methode ist sehr nützlich. Wenn belastende Gedanken an den Ex-Partner oder den neuen Partner kommen, dann sagen Sie: „STOPP!!!“
Auch Sie können diese Methode benutzen. Wann immer diese Grübelei über Ihren Ex-Partner und den neuen Anhang auftaucht, sagen Sie laut und deutlich „Stopp“. Sollten Sie nicht alleine sein, sprechen Sie es in Gedanken. Doch am besten üben Sie diese Methode erst einmal für sich und alleine. Oder

Sie bitten Freunde das „Stopp“ Signal auszusprechen, während Sie nur ein Zeichen geben, dass Ihre Gedanken in die zu vermeidende Richtung gehen. Sie können Ihren Freunden auch erlauben, das Stopp-Wort zu sagen, wenn sie zu dem Thema abdriften!
Üben Sie diese Methode ein. Umso öfter Sie dies trainieren, umso größer wird Ihr Erfolg werden. Für viele ist es äußerst hilfreich, sich bei dem Stopp-Wort zudem auch vorzustellen, dass Sie die negativen Gedanken mit einer imaginären Hand zur Seite schieben. Ich selbst stelle mir übrigens eine Schere vor, die den Gedanken abschneidet!

2. Platz für die eigenen Emotionen schaffen

Sie haben nun einiges an Handwerkszeug bekommen. Sie kennen die Kontaktsperre, den Trick, die Liste der Reichtümer für sich zu nutzen, Sie haben in jedem Kapitel einige Instrumente in die Hand bekommen, mit denen Sie experimentieren können.
Doch eine neutrale Gleichgültigkeit an den Tag legen zu können, das ist wirklich eine Paradedisziplin. All Ihre negativen Gefühle brauchen dafür noch einen Ort, an dem sie sein dürfen, ohne dass diese Schaden anrichten. Sie können nicht immer unterdrückt und verdrängt werden.
Der erste Tipp, der kommt Ihnen sicherlich inzwischen bekannt vor, denn ich habe es bereits schon öfters empfohlen: Sport, Sport und nochmals Sport.
Es wird Ihnen außerdem helfen, wenn Sie Ihre negativen Gefühle schriftlich notieren. Zerschmettern Sie diesen neuen Partner mit Worten. Formulieren

Sie Ihre Wut gegen Ihren Ex-Partner. Malen oder zeichnen Sie Ihre Gefühle, Ihre Gedanken. Schreiben Sie einen Brief, ohne ihn jemals abzuschicken. Geben Sie Ihren Gefühlen Ausdruck! Hier müssen Sie kein Verständnis zeigen. Hier dürfen Sie unbegrenzt wütend sein.

Das haben meine Coachingteilnehmer unternommen, um sich auszudrücken:

- wild tanzen gehen
- in der Autowaschanlage schreien und schimpfen
- Holz hacken
- ein hämisches Lied getextet
- Boxsack gekauft und sich dran ausgetobt

Welchen Ort Sie auch ausfindig machen, berücksichtigen Sie dabei, dass das Ihr privater Rückzugsraum ist. Das bedeutet, Ihre Ausbrüche gehen niemanden etwas an, schon gar nicht den Partner mit seinem neuen Anhängsel.

3. Den Sinn und Zweck der gezeigten Gleichgültigkeit verstehen lernen

Die Gleichgültigkeit hat einen Sinn und einen Zweck: Dieser neuen, zerbrechlichen Beziehung soll der Rest gegeben werden. Und zwar durch Ihre Gleichgültigkeit.

Ihr Ex-Partner wird es darauf anlegen, dass Sie Ihre Eifersucht zeigen. Für ihn hätte Ihre eifersüchtige Reaktion eine stabilisierende Wirkung auf seine neue Beziehung. Doch mit Ihrer Gleichgültigkeit werden Sie die Oberhand behalten. Sie mindern nicht nur massiv den Wert des neuen Partners, sondern Sie geben Ihrem Ex-Partner auch noch das Gefühl, dass er eigentlich ein armes, kleines Würstchen ist, dass sich für jemanden anderen entscheidet, der weit unterhalb Ihrer Liga spielt.

Der Ex-Partner will vom neuen Partner reden

Wenn Ihr Ex-Partner versucht, mit Ihnen über seinen neuen Partner zu sprechen, dann beenden Sie dieses Thema sofort: Das interessiert Sie nicht! Es gibt sechs Gründe, warum Ihr Ex-Partner Ihnen davon erzählen könnte:

- Die Liebschaft soll Ihren Segen bekommen.
- Sie werden mit der Liebschaft verglichen.
- Es ist ein indirekter Vorwurf an Sie.
- Ihre Eifersucht soll die Gewissheit Ihrer Liebe geben und wird als Aufwertung verstanden.
- Seine Ausführungen sollen den Schlussstrich ziehen.
- Es soll zu einem Streit kommen, damit der Abschied leichter fällt.

Begehen Sie also erst gar nicht den Fehler, diese Unterhaltung zuzulassen. Sie können damit absolut nichts gewinnen! Verweigern Sie dieses Gespräch dabei mit ruhiger Stimme und ohne dass Sie verärgert oder wütend werden. Es interessiert Sie einfach nicht.

Wenn Sie sich auf eine Diskussion einlassen, dann unterstützen Sie den Ablöseprozess Ihres Ex-Partners. Sie geben ihm die Möglichkeit, die Liebschaft mit Ihnen zu vergleichen. Und weil Sie dieser Ausführung sicher alles andere als ruhig, sachlich und verständnisvoll beiwohnen könnten, werden Sie dazu im Vergleich äußerst schlecht abschneiden. Selbst die Gründe für die Trennung werden Sie nach diesem Gespräch nicht besser verstehen, falls das eine Ihrer Hoffnung sein sollte. Alles, was Sie damit erreichen würden, wäre, Ihre Chancen gravierend zu verschlechtern. Zudem würde es Ihnen nach dieser Unterhaltung auch noch psychisch richtig schlecht gehen.

Die Präsentation

Das Gespräch, das Ihr Ex-Partner mit Ihnen über die neue Beziehung führen könnte, um Ihre Reaktion zu bekommen, ist ein Mittel. Einen sehr ähnlichen Zweck erfüllt es, wenn Ihr Ex-Partner versucht, Ihnen seine Liebschaft auf irgendeine Art bekannt zu machen. Dies ist eine Art Präsentation. Und Ihre Reaktion erfüllt auch hier einen, für Ihren Ex-Partner nützlichen, Zweck. Alle Punkte, die ich für ein Gespräch mit dem Ex-Partner erwähnte, gelten auch hier.

Für die Präsentation des neuen Partners gilt deshalb, dass Sie nicht absichtlich darauf eingehen.

Die Präsentation ist aber nicht gänzlich vermeidbar. Ihr Ex-Partner hat nämlich noch die Option, dass Sie so ganz zufällig ihm und seiner Liebschaft

begegnen. Manchmal mag es auch wirklich der Zufall sein, der seine Hand im Spiel hat. In beiden Fällen ist jetzt kein Ausweichen mehr möglich, solange man Sie bereits entdeckt hat.
Die Gleichgültigkeit rettet aber auch diese Situation und zwar so, dass Sie sogar noch einen Vorteil davon haben.
Was steckt hinter der Präsentation? Was will Ihr Ex-Partner mit einer Begegnung bewirken? Der geplante Ablauf der Präsentation nach seinem Geschmack wäre eigentlich: Wenn Sie Ihren Ex-Partner mit seinem neuen Partner sehen, dann werden Sie nicht die Ruhe bewahren. Sie werden damit signalisieren, dass er einen guten Fang gemacht hat. Es wird klar, dass Sie ihn zurück wollen. Zweitens: Ihre Eifersucht soll ein Beweis der Liebe Ihres Ex-Partners für seinen neuen Partner sein. Was heißt das? Gehen Sie in die Luft, kann Ihr Ex-Partner noch näher an seinen neuen Partner heranrücken.
Drittens: Er stabilisiert damit seine neue Beziehung. Er kann klar signalisieren, dass er sich von Ihnen abgrenzt. Dies vermittelt ihm und seinem neuen Partner Sicherheit. Sie werden sich gegen Sie verbünden.
Dieses ganze Strategie des Ex-Partners geht jedoch nach hinten los, wenn Sie bei einer solchen Konfrontation Gleichgültigkeit gegenüber dem neuen Partner zeigen.
Ihr Ex-Partner hat es nun einmal geschafft, Ihnen den Weg quasi abzuschneiden oder sich in Ihre Nähe mit seinem neuen Partner zu schmuggeln. Vielleicht war es auch wirklich Zufall. Aber was ist nun zu tun,

wenn die Begegnung kurz bevorsteht? Jetzt gilt es zu handeln. Jetzt dürfen Sie auf keinen Fall die Flucht ergreifen! Vielmehr gehen Sie, wenn es ersichtlich ist, dass Sie angesteuert werden, auf Ihren Ex-Partner zu. Sie begrüßen nun Ihren Ex-Partner freundlich. Die nächsten Schritte hängen nun davon ab, ob Ihr Ex-Partner ein Mann oder eine Frau ist.

Sollte Ihr Ex-Partner ein Mann sein, dann grüßen Sie Ihren Ex-Freund, aber nicht seine neue Freundin. Sie wechseln dann einige Worte mit Ihrem Ex-Partner, bleiben freundlich und bringen als absoluten Höhepunkt Ihrer Aktion Ihren Ex-Partner auch noch zum Lachen. Sie kennen ihn doch nun schon eine Weile und genau das können Sie hier nebenbei zeigen. Halten Sie das Gespräch kurz, verabschieden Sie sich auf die gleiche Weise, wie Sie die Begegnung begonnen haben. Die Neue ist für Sie Luft.

Sollte Ihr Ex-Partner eine Frau sein, dann ist es nun besonders wichtig, dass Sie direkt auf Ihre Ex-Partnerin zugehen, dabei aufrecht gehen und ihr mit einem Lächeln entgegenkommen. Sie grüßen sie, aber in diesem Fall grüßen Sie auch ihren neuen Freund. Sie schütteln ihm die Hand. Ihr Händedruck darf nicht zu leicht sein, zudem schauen Sie ihm dabei in die Augen. Dann wenden Sie sich wieder Ihrer Ex-Partnerin zu. Sie sprechen einige Worte mit ihr. Bleiben dabei freundlich und nett. Und auch Sie garnieren dieses Ereignis damit, dass Sie Ihre Ex-Partnerin zum Lachen bringen. Das Gespräch darf nicht zu lang sein. Sie beenden das Gespräch, indem Sie sich zuerst von ihr verabschieden und dann erst von Ihrem neuen Partner; wieder mit

Händedruck, wieder mit Augenkontakt. Es ist jetzt besonders wichtig, dass Ihr Augenkontakt direkt zu Ihrer Ex-Partnerin schwenkt und dort eine Sekunde verweilt, bevor Sie sich erneut mit Worten verabschieden.
Was soll nun mit diesem Vorgehen erreicht werden? Bei jeder Variation erreichen Sie, dass Ihr Ex-Partner keinen der erhofften Vorteile erreicht, die ich zuvor erwähnte. Aber das ist nicht alles. Sie sorgen sogar dafür, dass Sie nun den Vorteil davontragen. Bei der ersten Variation, bei der der Ex-Partner ein Mann ist, sorgen Sie dafür, dass die Alarmglocken bei seiner neuen Partnerin läuten. Wenn Sie diese Szene verlassen, dann hat Ihr Ex-Partner seine neue Partnerin neben sich, aber sie wird höchst verstimmt sein und er wird zuerst nicht einmal verstehen, warum. Bei der zweiten Variation, bei welcher der Ex-Partner eine Frau ist, nutzen Sie ein ähnliches Prinzip. Sie geben sich als der überlegene Ex-Partner, dem der Neue nicht das Wasser reichen kann. Aber das vermitteln Sie nicht mit Eifersucht, sondern mit Ihrem starken Auftreten. Damit verunsichern Sie den neuen Partner, ohne dass es Ihrer Ex-Partnerin sofort auffallen wird, was Sie da eigentlich gerade getan haben.
Wenn Sie sich daran halten wird die Präsentations-Strategie Ihres Ex-Partners völlig nach hinten losgehen.

Die Kontaktsperre

Der neue Partner ist eine Herausforderung. Die nötige gezeigte Gleichgültigkeit ist eine Voraussetzung, um den Fallen zu entgehen, die lauern, wenn der Ex-Partner einen neuen Partner hat. Doch ungeachtet dessen: Sie können und sollen die Kontaktsperre sofort nach der Trennung nutzen! Eine Kontaktsperre ist letztlich nur ein weiterer Schritt, Gleichgültigkeit zu zeigen. Verführerisch mag der Gedanke dazu verleiten, dem Ex-Partner den neuen Partner auszureden, ihn zur Rückkehr zu überreden, doch jedes Wort in diese Richtung sorgt nur dafür, seine neue Beziehung zu stabilisieren und verhindert seine Rückkehr.

Halten Sie sich an die Kontaktsperre und an die Phasen der Kontaktsperre, die ich Ihnen zu Beginn des Buches bereits vorgestellt habe.

Während dieser Kontaktsperre gibt es jetzt noch ein Hindernis. Auch wenn Sie Ihren Ex-Partner dazu bringen, dass er sich Ihnen wieder annähert, ist da noch eine andere Person: seine „neue" Beziehung. Wie geht man nun bei Kontaktversuchen mit diesem Umstand um? Soll der neue Partner jetzt immer noch gleichgültig sein, selbst wenn es den Eindruck macht, dass sich der Ex-Partner wieder annähert?

Die Antwort darauf ist gar nicht so schwer. Sie zeigen in Ihren Worten weiterhin Gleichgültigkeit, aber Sie zeigen so indirekt wie möglich, dass der neue Partner der Hemmschuh für eine Wiederannäherung ist. In anderen

Worten: Sie sind etwas Besonderes und sind auf keinen Fall bereit, auch nur annähernd in einen Affärenstatus zu kommen.

Situation 5: Aber ich habe Schluss gemacht!!!

Die späte Erkenntnis

Die Beziehung ist zu Ende. Sie können an nichts anderes mehr denken. Doch da ist dieses kleine, widersprüchliche Detail. Sie haben die Beziehung beendet und Ihren Ex-Partner selbst vor die Tür gesetzt! Langsam fällt aber ein Groschen nach dem anderen. Sie wollen doch gar nicht ohne diesen Menschen leben. Sie haben eine Fehlentscheidung getroffen.

Ist es jetzt zu spät, zurückzukehren? Ist es nicht auch „peinlich“? Und was soll man denn nun mit einer Kontaktsperre anfangen, die würde doch überhaupt keinen Sinn machen, nachdem man doch selbst die Person war, die Schluss gemacht hat! Alle Ratsuchenden kommen in so einem Fall mit der gleichen Frage zu mir: „Warum habe ich das nur getan?!“

So sehr Sie auch an sich gerade zweifeln mögen, Sie hatten Ihre Gründe und diese dürfen Sie gerade jetzt nicht einfach ignorieren, auch wenn Sie Ihren Ex-Partner nun so schnell wie möglich zurückbekommen wollen.

Sie haben Ihren Ex-Partner verlassen. Sie merken nun, wie absolut falsch diese Entscheidung für Sie war. Sie möchten ihn zurück. Aber was ist mit Ihrer vorherigen Entscheidung, die Beziehung zu beenden? Das waren doch auch Sie? Die Gründe, die Sie damals hatten, die dürfen Sie jetzt nicht einfach ignorieren. Diese Gründe sind jetzt das Material, mit dem Sie sich wieder auf den Weg machen können, Ihren Ex-Partner zurückzugewinnen. Sie haben diese Entscheidung getroffen und diese Entscheidung war für Sie nicht die richtige. Warum? Können Sie es in Worte fassen, warum Sie diese Entscheidung getroffen haben? Können Sie Ihren Wunsch, Ihr Ex-Partner möge doch zurückkehren, so darstellen, dass es nicht als eine weitere „dumme Idee“ von Ihnen erscheint?

Es ist wichtig, dass Sie eine solche Antwort für sich finden. Denken Sie darüber nach! Was wäre damals eine Alternative zum Schlussmachen gewesen? Was hätten Sie stattdessen tun können? Welches Wissen hatten Sie damals nicht, dass Sie nun vielleicht besitzen? Ihre persönliche Antwort gilt es in eine Form zu bekommen, dass Sie Ihren Ex-Partner davon überzeugen können, dass Sie nicht nur einen Fehler gemacht haben und diesen einsehen, sondern dass es sich auch lohnen wird, Ihnen noch einmal Vertrauen zu schenken.

Ist denn nun überhaupt Schluss?

Wie es zu dieser Trennung kam, ist gleichzeitig das Thema, mit dem Sie bei Ihrem Ex-Partner überprüfen, ob es nicht ganz ohne viel Drama eine Fortsetzung der Beziehung geben kann. Sich beim Ex-Partner zu melden, den Fehler einzugestehen, das fällt aber oft schwer, weil die meisten Menschen damit eine persönliche Niederlage verbinden und eine ganze Menge Scham.

Doch wenn Sie Ihren Ex-Partner wieder zurückhaben wollen, dann vergessen Sie Ihr Schamgefühl für einen Moment. Sie haben Ihren Partner verlassen und das ist eine verdammt schlechte Position, wenn Sie nun hoffen, dass er ganz automatisch zu Ihnen zurückkehrt! Sie könnten Glück haben, aber Sie könnten auch jede Chance vergeben, weil Sie sich Ihre Fehlentscheidung nicht eingestehen können.

Doch auch Sie müssen zuerst einmal wirklich darüber sicher sein, dass es eine Fehlentscheidung war. Klar, Sie haben nun Herzschmerz ohne Ende, aber waren Ihre Gründe für die Trennung vielleicht nicht doch so ausschlaggebend, dass Sie eigentlich dabei bleiben sollten? Es ist völlig normal, dass es Ihnen, selbst wenn Ihre Gründe absolut gerechtfertigt sind, nicht leicht fällt. Wenn Sie nun noch immer der Ansicht sind, dass Sie eigentlich besser nie wieder mit dieser Person eine Beziehung führen möchten, dann springen Sie zu dem Kapitel :“Wie ich meinen Ex-Partner endlich vergesse“.

Haben Sie gründlich abgewogen, ob Sie wirklich einen Fehler begangen haben? Wenn ja, dann versinken Sie nicht irgendwo im Erdboden oder verkriechen sich: Wir alle machen Fehler. Nicht nur Ihnen passiert so etwas, sondern vielen anderen auch. Wichtig ist, dass Sie alle weiteren Schritte mit vollstem Bewusstsein gehen. Für was Sie sich auch entscheiden, tun Sie es aus vollster Überzeugung. Dies stärkt und verleiht die nötige Energie. Wollen Sie Ihren Ex-Partner zurück? Wirklich? Gut. Dann kämpfen Sie dafür. Im

Englischen gibt es einen schönen Spruch: Fight for what you have lost. Kämpfe für das, was du verloren hast.
Bei einem Kampf stellt man sich als erstes zwei Krieger vor, die miteinander kämpfen. Wenn Sie einen Menschen zurückerobern wollen, müssen Sie sich jedoch eines klar machen. Der Kampf der Rückeroberung darf niemals zwischen Ihnen und Ihrem Ex-Partner stattfinden. Wo findet er denn dann statt? In Ihnen! Sie werden tagtäglich mit sich ringen, eisern an sich arbeiten, Ihr Verhalten in Frage stellen, sich rüsten. Wie jeder gute Kampf braucht es dafür eine solide Ausrüstung, Stärke, Willen und vor allem: Eine erfolgreiche Strategie. Diese Strategie zur Rückeroberung kennen Sie schon in vielen Teilen. Für jeden Sonderfall gibt es auch besondere Ergänzungen. Was zu tun ist, wenn man selbst die Trennung herbeigeführt hat, das erkläre ich Ihnen jetzt!
Der erste Schritt ist: Stellen Sie fest, ob wirklich Schluss ist! Das klingt banal, aber was ist, wenn alles, was Sie daran hindert, die Beziehung fortzuführen, der Griff zum Telefonhörer ist? Was hilft der tollste Ratgebertext, wenn allein Sie gerade Ihrem Glück im Wege stehen. Wenn Sie also noch gar nicht sicher wissen, ob Ihr Ex-Partner wirklich selbst mit der Beziehung abgeschlossen hat, dann finden Sie es jetzt heraus. Greifen Sie zum Hörer, rufen Sie ihn an. Ein beliebter Fehler ist es, vor lauter Aufregung und Anspannung das Betteln und Jammern zu beginnen. Unterlassen Sie das auf alle Fälle. Fangen Sie keine Diskussion an. Versuchen Sie nicht, den Partner von sich zu

überzeugen. Es gilt an dieser Stelle allein herauszufinden, ob es denn nicht auch ganz schlicht und einfach sein kann, wieder ein Paar zu sein. Nun kann es jedoch passieren, dass Ihr Ex-Partner deutlich zögert. Für Sie ist das ein ganz klares Signal: Sie brechen das Gespräch sofort freundlich ab, legen auf, atmen durch und sammeln dann Ihre Kräfte für Plan B!

Rücknahme verweigert!

Sie haben beim ersten Anlauf kein Glück gehabt. Machen Sie sich darüber nicht zu viele Gedanken. Ihre Energie brauchen Sie jetzt für anderes!
Während Sie sich für Plan B fit machen, verrate ich Ihnen, was zwischenzeitlich bei Ihrem Ex-Partner abläuft. Nach diesem Gespräch wird es in Ihrem Ex-Partner rumoren – und zwar gewaltig. Er wird einige Zeit zum Nachdenken benötigen, das müssen Sie ihm auch unbedingt zugestehen. Sie haben einen tiefen Schnitt verursacht und für eine immense Verunsicherung gesorgt. Trotzdem kann ich Ihnen aus Erfahrung Mut machen: Es ist wahrscheinlich, dass er sich von ganz alleine erneut bei Ihnen meldet. Es kann schon sein, dass allein Ihr Widerruf der Trennung dazu ausreicht. Sollte er sich von allein wieder bei Ihnen melden, dann hätten Sie bereits damit den Grundstein für einen Neuanfang gelegt.
Zugegebenermaßen ist es jedoch nicht die Regel, dass der Ex-Partner einen dazu einlädt, doch wieder eine Beziehung zu führen. Darum möchte ich Ihnen ein paar Tipps geben, wie Sie nach einem „gescheitertem“ Gespräch

weitermachen können um doch noch erfolgreich die Beziehung wieder herzustellen!

Butter bei die Fische – Kommen Sie zum Punkt

Viele verzweifelte Menschen kommen zu mir und erzählen, wie hart so eine Abfuhr ist. Zwar hat man selbst den Schlussstrich gezogen, aber zu dem Liebeskummer kommt dann auch noch eine riesige Ladung Wut. Wut auf sich selbst, aber auch Wut auf den anderen, weil er sich quer stellt und die Beziehung nicht wieder aufnimmt. Vielleicht geht es Ihnen ja ganz ähnlich? Ich finde es in jeder Krisensituation immer enorm wichtig, erst zur Ruhe zu kommen, bevor man weitere Schritte tut. Was heißt das im Klartext? Sie haben selbst Schluss gemacht und in einem vergewisserndem Gespräch bekräftigt Ihr Partner diese Entscheidung. Was ist zu tun? Bringen Sie umgehend Ruhe in Ihre Gedanken und beginnen Sie, Ihre verbliebenen Chancen so zu nutzen. Beantworten Sie dazu folgende Fragen. Seien Sie dabei so ehrlich, rühren Sie Ihre Seele auf, dass es weh tut. Denn wenn Sie Schmerz spüren, sind Sie an der Wahrheit. Und die Wahrheit über die Trennung muss jetzt ans Licht! Es macht gar nichts, wenn Sie sich hier Hilfe suchen. Lassen Sie sich von jemandem die Hand halten, gehen Sie zu einem Therapeuten, streicheln Sie Ihrer Katze beim Erzählen das Fell vom Körper, ganz egal. Die Hauptsache ist nur, dass Sie sich selbst diese Fragen beantworten und nicht beantworten lassen. Sie müssen da durch, wenn Sie ernsthaft an einer Rückeroberung des Partners interessiert sind! Zeigen Sie sich schonungslos!

Die Fragen:

Warum haben Sie die Beziehung beendet?

Haben Sie vielleicht einen anderen Menschen kennengelernt?

Wenn ja, warum hat Sie diese Person mehr fasziniert, warum dachten Sie, dass dies die bessere Variante ist?

Wie ist Ihre Sicht auf die Beziehung? Wie könnte Ihr Ex-Partner sie gesehen haben?

Welche Tabus hat es in Ihrer Beziehung gegeben? Warum?

Was immer Sie zur Trennung bewogen hat, Sie können sich nicht davor drücken, sich damit auseinanderzusetzen. Es liegt in der Natur des Menschen, Leid vermeiden zu wollen. Und das ist auch generell gut so und ein gesundes Verhalten. In Ihrem Fall wäre es aber überhaupt nicht produktiv. Sie können einen Fehler nur dadurch beheben, wenn Sie ihn durchschauen. Sonst machen Sie den Fehler immer wieder: Egal mit wem! Manchmal kann die Erkenntnis darüber, warum man eigentlich aus der Beziehung geflohen ist, seltsam schwer aufstoßen. Und dann neigt man leicht dazu, dass man sich das Ganze schön redet. Das ist eine ganz konkrete Warnung. Wer an dieser Stelle schummelt und sich nicht vor sich selbst komplett öffnet, der wird mit dieser Einstellung an der Rückeroberung und in jeder neuen Liebesbeziehung scheitern.

Ich erinnere mich an eine Frau, die sich verzweifelt an mich gewendet hatte. Wir kamen zu dem Punkt, an dem ich Verena aufforderte, wirklich tief in sich zu gehen. Was war ihr Grund, sich von ihrem Verlobten zu trennen? Zuerst platzten all die Gründe heraus, die man für gewöhnlich hört: Er hat nie im Haushalt geholfen, er vernachlässigte mich. Ich forderte sie auf, noch tiefer in sich zu gehen. Was war der wirkliche Grund? Plötzlich begann Verena zu weinen und schüttelte unablässig den Kopf. „Ich will das nicht sagen, das ist so hässlich, das ist ein abscheulicher Grund, ich schäme mich dafür!" Tatsächlich dauerte es noch zwei weitere Sitzungen, bis sie den wahren Grund formulieren konnte: Sie verließ Ihren Freund, weil Sie sich keine finanziell gesicherte Zukunft vorstellen konnte. Für sie war er kein Versorger, sondern ein Risikofaktor. Im Tageslicht entpuppte sich der Grund als weit weniger beschämend und wir konnten gemeinsam an einer Lösungsstrategie für die Rückeroberung erarbeiten.
Das Beispiel veranschaulicht sehr gut, dass wir eine natürliche Schutzmauer um unsere wahren Gründe legen. Sie anzusehen, täte uns weh oder würde uns beschämen. Dabei ist jeder Grund, egal wie „peinlich" oder „beschämend" völlig legitim gewesen. Es war Ihr Grund und Anlass, Sie wussten es in dem Moment nicht anders. Schauen Sie also bitte erbarmungslos hinter die Fassaden Ihrer Gründe. Dort verbirgt sich all das Handwerkszeug, das Sie brauchen, um Ihren Ex-Partner erfolgreich zurückzugewinnen.

Es bringt nichts, wenn Sie sich die ganze Trennung so zurechtreden, dass Sie das Engelchen waren.

Wenn Sie diese schmerzhaften Gründe gefunden haben, dann überlegen Sie, warum diese entweder ein Irrtum waren oder wie eine andere Lösung hätte aussehen können. Spielen Sie Alternativen durch, befragen Sie andere Menschen, wie diese reagiert hätten.

Wozu diese ganze Arbeit?

Sie wollen Ihren Ex-Partner zurück und Sie hatten Ihre Gründe, diesen zu verlassen. Also brauchen Sie nun auch die Gründe, warum dieser Ihnen noch einmal vertrauen sollte. Sie locken Ihren Ex-Partner nicht hinter dem Ofen hervor, wenn Sie sagen: „Ich wusste auch nicht, was da mit mir los war. Aber komm, Schwamm drüber. Komm zurück.“ Es reicht definitiv nicht, dass Sie selbst wissen, dass Ihr Ex-Partner doch der Richtige ist. Sie haben sein Vertrauen in Sie verspielt.

Wie soll nun erneut Vertrauen entstehen, woher soll das Gefühl der Sicherheit für Ihren Ex-Partner kommen, dass Sie ihn nicht erneut verletzen? Ohne eine Erklärung geben Sie Ihrem Ex-Partner nicht das Gefühl, dass er die beste Wahl ist. Er könnte denken, dass nachdem Sie nicht bekommen haben, was Sie möchten, sich jetzt eben mit ihm zufriedengeben.

Und was wäre, wenn Sie das wirklich denken würden? In diesem Fall kann ich Ihnen nur raten, die Beziehung zu vergessen. Sie machen sich die Sache damit nur unnötig schwer. Sie leiden und Ihr Ex-Partner wird leiden und es wird daraus keine dauerhafte Lösung geben. Verarbeiten Sie die Trennung. Sollten Ihnen meine Warnungen jedoch egal sein, dann dürfen Sie diese Wahrheit nicht erwähnen, sondern müssen sich etwas einfallen lassen, was als Erklärung logisch erscheint.

Die Briefwahl

Ist klar, dass von beiden Seiten aus definitiv Schluss ist? Sind zwei Wochen vergangen, ohne dass sich der Ex-Partner gemeldet hat? Falls ja, dann geht es nun in die nächste Runde. Ich habe Sie schon zuvor ermuntert, sich über Ihre Gründe für die Trennung bewusst zu werden. Wenn Sie das gute Gefühl haben, mit sich im Reinen zu sein, die wahren Gründe zu wissen, dann sind Sie bereit für den zweiten Schritt: Den Brief. Und ich meine einen Brief! Keine SMS, keine E-Mail oder Videobotschaft. Sie sollten einen Brief schreiben und zwar mit Ihrer eigenen Handschrift.
In diesen Brief schreiben Sie nun die Gründe, die dazu führten, dass Sie sich getrennt haben. Vergessen Sie gleich die Vorwand-Gründe à la „Du hast nie die Zahnpastatube zugedreht.“ Sie wissen es schon besser. Hinter den alltäglichen Aufregern stecken die wahren Gründe, ganz versteckt in Ihrem Inneren. Diese aufrichtigen Gründe schreiben Sie auf, ohne ein einziges Mal das Wort „Du“ zu verwenden. Bleiben Sie nur bei sich!
Zeigen Sie Ihrem Ex-Partner, dass Sie verstanden haben, dass diese Gründe ausschlaggebend für die Trennung waren. Aber das ist noch nicht alles. Sie schreiben auch, was die eigentliche Lösung hätte sein können, wie es anders

hätte kommen können und was dafür nötig gewesen wäre. Damit zeigen Sie nämlich nicht nur, dass Sie Ihren Fehler erkennen, sondern auch, dass Sie diesen inzwischen anders lösen können. Ihr Ex-Partner hat durch Ihren Schlussstrich wenig Vertrauen darin, dass Sie das gleiche nicht wieder tun. Mit diesem Brief geben Sie Ihrem Ex-Partner wieder ein wenig Sicherheit zurück.

Der Brief ist im Kasten. Und was geschieht als nächstes? Wenn sich Ihr Ex-Partner nun weiterhin nicht meldet, dann sind Sie gewissermaßen „quitt". Sie haben den Ex-Partner einmal zurückgestoßen und nun tut er das gleiche mit Ihnen. Sie können es in gewisser Weise so sehen, dass er Sie jetzt verlassen hat!

Und damit können Sie auch erstmals eine normale Kontaktsperre einsetzen. Jetzt brechen Sie nämlich den Kontakt ab. Jetzt muss er sich um Sie bemühen, wenn er Sie zurückbekommen möchte.

Fit für die Briefwahl

Vielleicht behagt es Ihnen nicht, einen solch wichtigen Brief zu schreiben, den ich für eine erfolgreiche Rückeroberung voraussetze. Deswegen veröffentliche ich mit der Erlaubnis von Paul den Brief, den er an seine Freundin geschrieben hat.

Liebe Gabi,

wir haben sieben Jahre zusammen verbracht und es war für mich eine sehr schöne Zeit. Leider ist es mir in der letzten Zeit sehr schwer gefallen, an das

Fortbestehen unserer Beziehung glauben zu können. Ich sah keinen Ausweg, keine Lösung und keine Hoffnung. Ich war so darauf getrimmt, dass die Trennung der Ausweg ist, dass ich gar nicht mehr nach anderen Möglichkeiten gesucht habe.
Nach all unserer gemeinsamen Zeit dachte ich, dass ich es gar nicht schaffen kann, Dich zu verlassen. Es schien mir so unmöglich und gerade, weil es das schien, wurde es für mich zum verlockenden Ausweg. In unserer Beziehung hatten wir in der letzten Zeit eine Menge Probleme. Wir konnten nicht mehr wirklich miteinander sprechen, wir haben kaum noch etwas gemeinsam unternommen und uns ständig gestritten. Ich dachte, dass das nie wieder gut werden kann. Das hat sich für mich zumindest so angefühlt. Aber es konnte ja auch gar nicht wieder gut werden, weil ich mich selbst dafür quer gestellt habe. Es ist wahr, ich habe in den letzten Monaten unserer Beziehung die Gründe für meine Rechtfertigung gesucht. Ich war, so kann man sagen, auf der Suche nach Dingen, bei denen ich mir selbst sagen konnte, das war nicht mein Fehler. Die Gründe, warum ich mich dann zur Trennung entschied, habe ich damit selbst zusammengezimmert.
Ich war der Ansicht, dass die Flucht aus unserer Beziehung, die einzige Hoffnung ist. Doch, was ich nicht beachtet habe, ist, dass ich mich mit Dir auch trotz aller Probleme weiterhin tief verbunden fühlte. Doch das kann ich erst jetzt wirklich spüren. Ich habe die vielen kleinen Probleme gegen das größte ausgetauscht, dass ich haben kann: Dich zu verlieren!

Dass wir uns so oft gestritten haben, daran habe ich mitgewirkt. Ich war einfach nach der Arbeit tierisch am Ende und ich konnte einfach nicht Deinen Erwartungen für unsere Freizeit gerecht werden. Das hat mich verzweifelt. Es hat mir das Gefühl gegeben, dass ich Dir nicht das bieten kann, was du möchtest. Aber ich habe Dir auch nie davon erzählt, wie wenig mir mein Beruf gefällt, wie gerne ich einer anderen Tätigkeit nachgehen würde. Ich habe Dich nie wissen lassen, dass ich diesen Job nur für uns angenommen habe. Aber obwohl ich darüber geschwiegen habe, habe ich wohl eine Anerkennung des Opfers von deiner Seite aus erwartet. Mir ist jetzt klar, dass Dir viel mehr meine Aufmerksamkeit gefehlt hat. Es gar nicht darum ging, dass wir genau das und jenes machen, sondern dass wir überhaupt etwas zusammentun.

In unserer Beziehung ist die Kommunikation abgebrochen, diese würde ich gerne wieder mit Dir aufnehmen.

Paul

Pauls Brief ist wirklich sehr gut gelungen! Paul jammert und klagt in diesem Brief nicht. Er stellt stattdessen aus seiner Sicht ehrlich und aufrichtig dar, wie es zu seinem Entschluss zur Trennung kam. Er spricht die Probleme an, die es während der Beziehung gab und er schreibt, dass er einer Lösung selbst im Weg gestanden hat. Er schreibt aber auch, warum es diese Probleme gab und wie diese hätten lösbar sein können. Paul bleibt bei all seinen Sätzen deutlich bei sich. Er versucht erst gar nicht die Schuld bei Gabi zu suchen.

Wenn er Gabis Verhalten einbringt, dann tut er es mit Verständnis und Einfühlungsvermögen.
Paul beendet den Brief auch nicht mit der Bitte, die Beziehung jetzt so schnell wie möglich wieder fortzusetzen, sondern er bittet lediglich darum, die Kommunikation, die während der Beziehung abbrach, wieder aufzunehmen. Das ist bereits der erste Schritt, mit dem er zeigt, dass er bereit ist, die Probleme wirklich zu lösen und daran mitzuarbeiten, Probleme dieses Mal nicht unter den Teppich zu kehren.

Situation 6: Ich bin die Affäre!

Welche Rolle spiele ich eigentlich?

Sie sind die Affäre? Die Person, die Sie begehren, hat dann bereits einen Partner. Sie wollen also gar nicht Ihren Ex-Partner zurück, sondern Sie wollen, dass sich diese Person endlich voll und ganz für Sie entscheidet? Oder sind Sie am Ende sogar die Affäre und wissen davon noch gar nichts? Auch das gibt es.
Die erste Frage, die es zu beantworten gibt, ist deswegen: Wer sind Sie für diese Person?
Es gibt verschiedene Gründe für eine Affäre und gleich vorneweg: Sie haben als Affäre nicht den unbedingt besten Stand. Als Affäre ziehen Sie im Durchschnitt den Kürzeren. Besonders, wenn Sie als Frau einen Mann lieben,

wird er sich immer viel eher für seine feste Partnerin entscheiden als für Sie. Wenn Sie ihn vor die Wahl stellen, dann werden sehr wahrscheinlich Sie verlieren. Er wird lieber Sie opfern, als die langjährige Beziehung, in der er angeblich doch so unglücklich ist.
Affären können unterschiedliche Ursachen haben. Sie können darauf basieren, dass in einer Partnerschaft etwas wirklich nicht stimmt oder Sie können auch als eine Art luxuriöser Bonus betrachtet werden. Doch selbst wenn in der Partnerschaft etwas nicht stimmt, bedeutet dies noch nicht, dass jetzt ein wirklicher Anlass für eine Trennung und eine Entscheidung für die Affäre bestehen muss.

Ich möchte Sie zu etwas einladen. Bitte entscheiden Sie selbst, ob Sie dieser Einladung folgen oder lieber diesen Abschnitt überspringen. Ich möchte sehr offen über Affären schreiben. Der Reiz einer Affäre ist das Unverbindliche. Die Affäre „funktioniert", wenn beide unverbindlich bleiben. Die Regel ist jedoch, dass sich kurz über lang der Single in den anderen, der in einer festen Beziehung lebt, verliebt. Es gibt Ausnahmen, natürlich, doch lassen Sie uns den Regelfall näher betrachten!
Es ist erstaunlich. In meiner Arbeit höre ich täglich, wie großartig und schön die Affäre ist. Wenn, ja, wenn da die feste Beziehung des anderen nicht wäre. Aber! Das große Aber! Der andere betont immer wieder, dass es so heftig kriselt. Der andere beschwört, um wie viel schöner man eigentlich ist! Und der Sex! Der Sex ist um Längen besser als mit dem festen Partner. Es ist ganz,

ganz sicher, der andere würde sich zu gern aus der Beziehung lösen, aber der feste Partner ist sehr krank. Oder braucht einen wegen der Kinder. Oder hat gerade seinen Job verloren. Aber das zwischen ihnen? Das ist einmalig. Noch nie da gewesen. Das ist die wahre Liebe.

Der Kreativität sind keine Grenzen gesetzt. Die schnöde Zusammenfassung all dieser Beteuerungen ist fast immer: Ihre Affäre lügt.

Ihre Affäre lügt, dass sich die Balken biegen.

Ich stelle nicht die Zuneigung in Frage, die sie füreinander empfinden. Jedoch fehlt der Bärenanteil, damit es eine ernst zu nehmende Form der Liebe ist. Erlauben Sie mir, einen kleinstmöglichen Nenner von Liebe zu formulieren: Respekt. Fühlen Sie sich in Ihrem Affärenstatus respektiert? Wenn Sie nicht respektiert werden, werden Sie nicht geliebt.

Sie haben von Ihrer Affäre gehört, wie groß Ihre Bedeutung ist, wie gerne man mit Ihnen zusammen wäre, wie sehr man sich doch wünschen würde, dass Sie der Partner sind. Das einzige Problem ist: Es ist gerade ungünstig. Fühlen Sie sich respektiert?

Die meisten Menschen, die sich im Affärenstatus befinden fühlen sich so, als seien Sie in der Warteschlange. Als müssten Sie nur lange und geduldig genug Bereitschaft zeigen. Als müssten Sie nur vehement genug alles besser machen als der feste Partner und eben erst recht stillhalten, damit der andere sich für einen entscheidet. Ist das Liebe?

Wenden wir uns den Lügen zu. Wenn das Wort für Sie zu hart ist, lassen Sie es uns „Vorwände" nennen. Ein Vorwand für den Affärenstatus und das leider erstmal nichts andere daraus werden kann, das ist, dass der andere in seiner festen Beziehung leidet. Das kann wirklich gut sein! Eine Affäre kann eine Flucht aus einer Beziehung sein und hierdurch können sich dementsprechend auch Möglichkeiten für Sie ergeben, den anderen selbst zum festen Beziehungspartner zu erobern. Es ist jedoch ein Irrglaube, dass Affären nur dann begonnen werden, wenn die Beziehung unglücklich verläuft. Es kann gut sein, dass Sie hier „Leidensgeschichten" von der Beziehung hören, die aber in keiner Weise der Realität entsprechen.

Biologisch gesehen gibt es die folgenden Gründe für das Fremdgehen: Für einen Mann steht im Vordergrund, dass er sein Erbgut an möglichst viele Frauen verteilen kann. Die Frau, mit der er diese zusätzliche Sexualität teilt, muss deswegen aber noch lange kein potenzieller Beziehungspartner sein. Männer lassen sich auch auf Sex mit Frauen ein, die nicht ihrem persönlichen und genetischen Wunschbild entsprechen, solange sie dabei keine feste Beziehung eingehen müssen.

Bei Frauen ist es jedoch anders. Frauen haben Affären meist mit Männern, die Sie wirklich attraktiv finden. Bei Ihnen sind hier auch meist wirklich Gefühle vorhanden. Die Affäre ermöglicht Frauen das Erbgut eines Mannes zu bekommen, der normalerweise keine Beziehung mit Ihnen eingehen würde.

Gleich ist es geschafft mit dem nüchternen Vorspann. Damit Sie jedoch Ihre Affäre zum Beziehungspartner bekommen, müssen Sie klar sehen. Sie haben ein recht darauf zu wissen, welche Rolle Sie eigentlich spielen. Darum gebe ich die Frage gleich an Sie weiter. Sie haben eine Menge harten Tobak gelesen. Wollen Sie es wagen, aus der „Affären-Schublade" auszubrechen und Respekt und wahre Liebe einzufordern?

Wie man die Kontaktsperre vorbereitet

Die vielleicht wichtigste Frage ist nicht: Können Sie den Status der Affäre überwinden?
Die allerwichtigste Frage ist: Wie geht es Ihnen gerade damit?
Wie sehr leiden Sie unter der Situation oder sehen Sie das Ganze doch eher positiv, obwohl Sie noch nicht die wirkliche Nummer 1 sind?
Einige Monate durchzuhalten, bevor man sich in diesem Status als Affäre quer stellt, kann Sinn machen, weil Sie damit für eine Basis sorgen. Sie sind kein Seitensprung mehr, keine kurze Bekanntschaft. Ihre Verhältnis hat dann bereits eine Dauer, die die Wahrscheinlichkeit erhöht, dass Sie damit die jetzige Beziehung sprengen können.
Aber wie viel Zeit auch inzwischen verstrichen ist, wenn Sie jetzt schon nervlich am Ende sind, dann müssen Sie auch jetzt daraus die Konsequenzen ziehen. Sie können sich nicht endlos selbst aufopfern und quälen. Sie können nicht dauerhaft für eine Beziehung leiden, die Sie so vermutlich nie erreichen werden, gerade deswegen, weil Sie sich selbst nicht wichtig genug nehmen.

Warum sollte sich diese Person für Sie entscheiden, wenn Sie doch bereitwillig alles hinnehmen. Sie nehmen ja bisher auch allen Schmerz und allen Kummer auf Ihre Schultern. Ihnen geht es schlecht und Ihrem Gegenüber machen Sie das Leben einfach. Wie lange wollen Sie mit einer solchen Taktik noch weitermachen?
Umso länger diese Situation bereits andauert, umso dringender ist die Frage: „Wie geht es Ihnen damit? Haben Sie denn überhaupt noch die Kraft weiter in dieser Situation zu verharren?“
Zumindest sind Sie unzufrieden, sonst hätten Sie kein Bedürfnis, die Situation zu verändern. Sie haben also selbst bemerkt, dass Sie diesen Zustand nicht länger hinnehmen können und wollen, weil Ihnen die Situation mehr und mehr schadet. Sie so nicht fortfahren können. Gut!
Aber was ist nun zu tun? Ist alle Mühe vergeblich?
Nein, Sie haben eine Chance, aber Sie kämpfen gegen einen übermächtigen „Feind“, nämlich gegen den offiziellen Beziehungspartner. Es sind ein paar Tricks und Kniffe nötig, damit sich Ihre Chancen verbessern und Ihren Sieg davon tragen können.
So wie jetzt geht es nicht dauerhaft weiter. Entweder eine Entscheidung für Sie oder gegen Sie. Darauf gilt es hinzuarbeiten. Das Ziel kann über Etappen erreicht werden. Wichtig ist, dass Sie beginnen, mehr für sich einzufordern und auch immer wieder mehr, als man Ihnen garantiert erfüllen würde.

Was ist der Sinn dieser Übung? Je mehr Sie einfordern, desto mehr Kontrolle erlangen Sie über Ihr Leben und auch über Ihre Liebesbeziehung zurück.
Hier einige Vorschläge, was Sie fordern könnten:

- Sie bestimmen den Treffpunkt
- Sie bestimmen den Tag und die Uhrzeit des nächsten Treffens
- Sie bestimmen, was sie zusammen tun
- Sie schlagen kurzfristig etwas ganz anderes vor, als er oder sie Ihnen vorgeschlagen hat
- Sie fordern, dass das geplante Treffen länger dauert – durchaus auch wenn Sie sich schon mitten in diesem Treffen befinden
- Sie fordern ein Treffen an einem Tag, das normalerweise ungünstig für ihn oder sie ist
- Sie möchten nicht auf Telefonkontakt verzichten
- Sie fordern mehr Aufmerksamkeit und Zuneigung
- Sie wollen ihn oder sie bei der Arbeit besuchen

Wenn man Ihnen dieses Mehr verweigert, dann ziehen Sie sich auch ein bisschen mehr zurück.
Zurückziehen können Sie sich zum Beispiel durch folgende Schritte:

- Sie sind nicht erreichbar
- Sie melden sich erst ungewöhnlich verspätet

- Sie sagen ein Treffen kurzfristig ab
- Sie treffen sich nicht mehr in der gleichen Frequenz
- Sie sehen sich einige Zeit gar nicht
- Sie brechen ein Treffen ab, vor allem bevor es zur Sexualität kommt
- Sie bekunden, dass Sie sich momentan nicht geschätzt genug fühlen, um Sex zu haben
- Sie geben weniger von sich preis in der Kommunikation
- Zweifeln Sie an dem Sinn Ihrer Bekanntschaft

Durch diese Schritte können Sie bereits erkennen, wie groß oder klein das Interesse an Ihnen wirklich ist. Doch lassen Sie sich nicht an der Nase herumführen. Es ist sehr wahrscheinlich, dass man jetzt erst einmal versucht, Sie mit allen Mitteln zu besänftigen. Sollte sich Ihre Situation bereits kurze Zeit später für Sie anhören, als könnte alles gut werden, dann lassen Sie sich nicht täuschen. Bleiben Sie skeptisch! So schnell kommt es nicht zu einer realen Veränderung.

Formulieren Sie weiterhin Ihre Wünsche und gehen Sie notfalls weitere Schritte von dieser Person zurück. Wenn Sie nun bemerken, dass man sich vermehrt um Sie bemüht, ja schon quasi um Sie kämpft, dann sind Sie auf dem richtigen Weg. Dieses Spielchen sollten Sie eine Weile treiben und langsam intensivieren. Spätestens nach einem Monat sollten Sie aber letztlich die Beziehung fordern und wenn Sie damit keinen Erfolg haben, die

„Affärentrennung“ aussprechen. Sie haben jetzt die Situation von ihm oder ihr ausreichend angeheizt. Es wird inzwischen selbst auf seine oder ihre Beziehung Auswirkungen gehabt haben.

Jetzt ist der richtige Zeitpunkt für eine Kontaktsperre. Es gilt klar und deutlich festzustellen, dass Sie so nicht weitermachen können und den Kontakt deswegen abbrechen. Mit der etwa einmonatigen Vorbereitung, haben Sie jetzt eine Grundlage. Doch auch jetzt wird man Sie immer noch davon versuchen zu überzeugen, dass alles besser wird – nur vielleicht nicht gerade jetzt. Darauf sollten Sie aber nicht mehr eingehen. Diese Zeit ist um! Sie spielen fortan nicht mehr die zweite Geige.

Ihr Gegenüber ist nun ausreichend verzweifelt, um sich einiges einfallen zu lassen. Doch jetzt gilt es für Sie, sich nach der Kontaktsperre zu orientieren, die ich Ihnen bereits zu Beginn dieses Buches nähergebracht habe. Damit sorgen Sie, dass die Verlustangst von ihr oder ihm richtig zur Entfaltung kommt.

Crashkurs: Wie man eine Beziehung zerstört!

Achtung, festschnallen, jetzt wird’s unmoralisch. Es gibt noch ein paar Kniffe, die ich Ihnen nicht vorenthalten will. Ich bin kein Moralapostel und habe Ihnen gegenüber keinen Erziehungsauftrag. Entscheiden Sie daher frei, was Sie aus den Informationen machen. Wenn Sie diese verwerflich finden, vielleicht sind sie doch von Nutzen, weil Sie so andere durchschauen können, die diese Kniffe anwenden? Sie sind (leider?) gar nicht so selten vorzufinden!

Sie sind die Affäre und er ist ein Mann? Wenn es sich um eine Frau handelt, dann funktioniert diese Strategie leider nicht gleichwertig. Sollten Sie aber eine Frau erobern wollen, die bereits in einer Beziehung ist, dann lesen Sie dennoch weiter, denn wir kommen später noch auf Ihren Fall zurück!

Beginnen wir mit dem Mann, der noch in einer Beziehung ist. Als Affäre sind Sie in der unterlegenen Position. Dort das gemachte Nest, hier bei Ihnen die unverpflichtende Abwechslung. Für ihn gibt es keinen Grund sich zu entscheiden. Eigentlich kann, wenn es nach ihm geht, alles so weiterlaufen. Das muss es aber nicht!

Was Ihnen im Weg steht, das ist seine Beziehung. Sie könnten jetzt natürlich an seiner Haustür klingeln, sich seiner Frau vorstellen: „Hallo ich bin seit sieben Monaten die Affäre ihres Mannes. Ich wollte sie einmal persönlich kennenlernen, da ich so viel Schlechtes von ihnen gehört habe.“ Doch mit dem Enttarnen erreichen Sie leider gar nichts, zumindest nicht die Beziehung, die Sie mit diesem Mann haben wollten.

Direkt funktioniert es nicht. Es funktioniert auf eine andere Weise, die Ihr Wunschpartner aber niemals mitbekommen darf! Niemals, auch später nicht! Wenn Sie sich für diesen Weg entscheiden, dann muss das für immer Ihr kleines Geheimnis bleiben! So sehr Sie sich später auch in dieser Beziehung geborgen fühlen, was wir Ihnen nun raten, haben Sie besser NIEMALS mit Absicht getan und geplant!

Das Ziel ist, dass sich dieser Mann selbst in die nötigen Schwierigkeiten bringt, dass er seine Beziehung nach und nach zerstört, aber Sie absolut nicht damit in Verbindung bringt, Sie sogar in Schutz nimmt. Am Ende können Sie ihm freundlicherweise den Ausweg aus dem ganzen Schlamassel bieten.

Das klingt interessant, aber wie soll das gehen?

Seine Frau weiß vielleicht noch nichts von Ihnen, dafür sollten Sie sorgen, aber eben nicht durch den Auftritt vor ihrer Haustür. Dafür gibt es verschiedene andere Möglichkeiten. Er wird die Treffen mit Ihnen bisher sicherlich so legen, dass diese bei Ihnen stattfinden. Das sollten Sie ausweiten. Treffen Sie sich auch an anderen Orten, also an Orten, an denen Sie gesehen werden können. Fahren Sie in seinem Auto an andere Orte. Verstellen Sie den Spiegel, den Sitz und die Klimaanlage, sodass es für Sie „bequem“ ist. „Vergessen“ Sie etwas in seinem Auto. Machen Sie ihn heiß darauf mit Ihnen in seinem eigenen Haus zu schlafen. Und auch hier: „Vergessen“ Sie etwas. Versuchen Sie seine von ihm vorgeschlagenen Termine zu durchbrechen. Locken Sie ihn mit etwas Besonderem und sorgen Sie damit, dass er sich die Zeit nimmt. Tragen Sie Parfüm, das gut an seiner Kleidung haften bleibt. Kleiner Tipp: Parfüm kann auch direkt auf die Kleidung aufgetragen werden, was für eine noch bessere „Übertragung“ sorgt. Sicherlich ist hier etwas dabei, was Sie umsetzen können. Und Ihnen wird es sicherlich damit gelingen, das Misstrauen in seine Beziehung zu pflanzen.

Hier hört es aber noch nicht auf. Fragen Sie ihn, was er sexuell in seiner Beziehung vermisst. Wenn es für Sie akzeptabel ist, überraschen Sie ihn damit. Hier können Sie dann auch gleich zuschlagen und Ihre Fingerabdrücken in Form von Kratzern oder anderen sichtbaren Spuren der Liebe hinterlassen. Er wird Sie dabei noch vergöttern, während er sich gerade die größten Schwierigkeiten mit seiner Frau einhandelt.
Das Wochenende verbringt er mit der Familie? Er will Sie aber am Freitag noch einmal sehen? Gut, dann heizen Sie seine Erwartungen schon davor extrem an. Dann treffen Sie sich, alles sieht danach aus, dass Sie nun wirklich einen unglaublichen Abend verbringen werden – nur, jetzt brechen Sie den Abend ab. Sie bekommen einen Anruf, irgendetwas. Auf jeden Fall: Sie müssen jetzt sofort los. Sie haben keine große Zeit für Erklärungen. So überlassen Sie ihn seinem Wochenende mit seiner Frau. Das wirkt Wunder!
Reden Sie dennoch niemals schlecht von seiner Frau. Es kann auch nicht schaden, wenn Sie nach all diesen kleinen Aktionen vielleicht einmal zusammen auf seine Frau stoßen. Sie sind einfach nur freundlich und nett. Seine Frau wird Sie in diesem Moment schon verfluchen und er wird Sie im Nachhinein auch noch verteidigen. Schließlich waren Sie ja absolut zuvorkommend, freundlich und nett! Was will man Ihnen also vorwerfen!
Scheuen Sie auch nicht den Kontakt zu suchen, wenn er gerade bei seiner Frau ist. Vermutlich wird er schon im Vorfeld versuchen Sie davon abzuhalten, aber testen Sie es aus. Die Folge ist, er wird versuchen zu

antworten und muss dafür für Heimlichkeit sorgen. Zudem brechen Sie so mitten in sein „normales“ Leben ein.
Wäre dies Ihr Ex-Partner, dann würde es wenig Sinn ergeben, über die Probleme mit seiner „Neuen“ zu reden, aber Sie sind die Affäre und es geht um die „Alte“. Hier können Sie dieses Vorgehen nutzen! Stehen Sie ihm mit Ihrem Rat zu Seite, wenn er über seine Beziehungsprobleme spricht. Dadurch gewinnt er das Gefühl, dass er all diese Probleme mit Ihnen nicht hätte. Doch Sie streuen ja auf anderem Weg beständig Salz in die Beziehungswunde. Auf diesem Weg sorgen Sie nicht für die Heilung, sondern für das Einsehen, dass da nichts mehr zu machen ist. Durch Ihren Einfluss wird er zudem in Auseinandersetzungen mit seiner Frau geraten.
Zusätzlich unterstützen können Sie dies, wenn Sie bei Ihrer „Hilfe“ vor allem darauf bauen, dass er ja auf sich achtgeben müsse. Stellen Sie ihn in den Mittelpunkt, was er will, was er möchte. Wenn er hier nicht misstrauisch wird: Perfekt! Machen Sie weiter! Im Prinzip ist es ja nicht falsch, was Sie im raten, nur dass er es mit einem viel größeren Schwung versuchen wird umzusetzen, als wenn Sie hier auch die Seite seiner Freundin abwägen. Das führt dann zum Desaster, aber nicht für Sie. Seine Freundin wird als unverbesserlich dastehen.
Sollte er mit Ihren Ratschlägen allerdings wirklich Erfolg bei seiner Freundin haben, dann besinnen Sie sich darauf, dass Sie wohl bisher zu wenig Salz in die Wunde gestreut haben.

Wie versprochen kommen wir nun auf den Fall zurück, dass die Person, die sich in einer Beziehung befindet, eine Frau ist. Die bisher genannten Möglichkeiten funktionieren nicht auf gleiche Weise.
Doch zuerst noch einmal die gute Nachricht: Wenn eine Frau eine Affäre mit einem Mann eingeht, dann sind meistens auch Gefühle mit dabei. Es geht nicht um reine sexuelle Befriedigung, sondern es geht um weit mehr.
Daran orientieren Sie sich. Diese Frau ist also bereits in einer Beziehung, aber sie ist nicht frei, um mit Ihnen eine Beziehung einzugehen. Irgendetwas hindert sie, die jetzige Beziehung zu beenden. Es gilt sie also zu diesem Punkt zu bringen. Wie macht man das und vor allem, was hindert sie denn überhaupt daran?
Diese Frau hat zu Ihren Genen (also hier: Spermien), bereits, zumindest rein theoretisch, Zugang. Sie hat einen Partner, den Sie zwar gerade betrügt, aber der dennoch, selbst im Falle, dass sie schwanger von Ihnen werden sollte, das Kind unwissentlich als Eigenes aufziehen würde. Bisher ist sie also nicht darauf angewiesen, dass Sie nun wirklich dauerhaft ihr Partner werden.
Um dafür zu sorgen, dass aus dieser Affäre mit Ihnen eine Beziehung wird, ist besonders herauszustellen, dass Sie die verlässlichere Person sind, dass Sie für mehr Sicherheit sorgen können. Sie der bessere „Beschützer“ und „Versorger“ sind.

Obwohl nicht jede Frau an Kinder denkt, spielt das alles keine Rolle, denn selbst wenn Kinder gar kein Thema sind, ist das sexuelle Verhalten kein anderes.
Das eigene Bild als zukünftiger „Beschützer“ und „Versorger“ polieren Sie auf, indem Sie über eine gemeinsame Zukunft reden. Nutzen Sie alle passenden Gelegenheiten, um mit ihr über eine gemeinsame Zukunft zu träumen und zu reden. Es gilt nicht nur dieser Frau Ihre Aufmerksamkeit zu beweisen, sondern auch, dass Sie wirklich ein Mann sind, auf den Sie zählen kann, auf den sie sich verlassen kann. Verfolgen Sie diese Punkte, dann werden Ihre Beziehungschancen rapide zunehmen.
Was Sie jedoch nicht erwähnen sollten, das wäre, dass Sie unbedingt einmal durch Indien reisen und hier und mal da jobben wollen, um sich über Wasser zu halten. So begeistert und interessiert sie Ihnen zuhören wird, umso sicherer wird Ihre Entscheidung sein, mit Ihnen keine feste Beziehung einzugehen. Warum sollte sie ihren bisherigen „Beschützer“ in den Wind schießen, für jemanden der noch keinen festen Platz im Leben gefunden hat. Sie müssen vermitteln können, dass Sie bodenständig sind, dass Sie planend in die Zukunft schauen, dass Ihr Leben kein Chaos ist und Sie Ihr Leben wirklich im Griff haben und Sie für eine „Familie“ sorgen könnten.
Allgemein erreichen Sie bei einer Frau mehr, wenn Sie ihr Inneres in „Schwierigkeiten“ bringen, als wenn Sie darauf bauen, dass ihre äußere Situation sie dazu bringen wird. Wenn Sie nun sieht, dass Sie der bessere

„Beschützer“ sind, dann fällt das Aufrechterhalten der bisherigen Beziehung viel schwieriger, als wenn Sie mit Ihnen über Gott und die Welt reden kann, aber bei Ihnen keine soziale Sicherheit und Zukunft verspürt. Wichtig ist: Es spielt hierbei keine Rolle, ob diese Frau wirklich darauf angewiesen wäre!

„Nicht mangelnde Liebe, sondern mangelnde Freundschaft führt zu unglücklichen Ehen. „
Friedrich Nietzsche (Philosoph)

Situation 7: Es ist noch gar nicht Schluss, aber...

...mein Partner spricht dauernd von der Trennung

Wenn der Partner dauernd von einer Trennung spricht und sie aber doch nicht durchzieht, dann liegen die Nerven früher oder später blank. Es gleicht einer wiederholten Scheinhinrichtung, bei der man jedes Mal der Überzeugung ist, dass es dieses Mal wirklich das Ende bedeutet. Ein solcher Zustand ist auf Dauer nicht hinzunehmen. Soviel Hoffnung Sie auch haben, dass Sie nur lange genug aushalten müssen, damit sich Ihr Partner seiner Liebe besinnt... sobald die Trennung einmal im Raum gestanden hat und nun immer wieder ausgekramt wird, hat Ihr Partner ein Druckmittel in der Hand. So landen Sie direkt in einer unterlegenen Position. Schließlich dürfen Sie sich quasi für jeden weiteren Tag bedanken, den Sie nun doch noch gemeinsam verbringen.

Mit jeder „Beinahe-Trennung“ wird Ihre Wunde tiefer. Sie verlieren Ihr Selbstbewusstsein, Ihre Sicherheit und Ihre Selbstachtung. Der einzige Weg aus dieser Situation ist, dass Sie Klartext reden. Das heißt konkret: Wenn es noch einmal zu einer solchen „Beinahe-Trennung“ kommt, dann ist das für Sie Anlass für eine dauerhafte Trennung. Auch wenn Sie Ihren Partner nicht verlieren wollen, ist das der einzig sinnvolle Weg. Es wird vermutlich trotz dieser Vorwarnung wieder zu dieser Situation kommen, in welcher Ihr Partner von einer Trennung spricht. Doch dieses Mal ziehen Sie die angekündigte Konsequenz daraus. Ihr Partner verliert ansonsten mehr und mehr die Achtung vor Ihnen. Und natürlich hilft Ihnen diese Konsequenz auch dabei, Ihre Achtung vor sich selbst wieder herzustellen.

Wenn Ihr Partner also nach dieser klaren Aussage, wirklich nicht einsehen will, dass Sie das ernst meinen, dann bleibt Ihnen keine andere Wahl. Es hilft Ihnen nicht weiter, wenn Sie Ihrem Partner zeigen, dass er noch eine Chance hat. Sie müssen ihm das Gefühl geben, dass er Sie jetzt verloren hat. Erst dann wird er bereit sein, umzudenken - aber nicht, wenn Sie bereits nach wenigen Tagen oder sogar nur Stunden wieder einlenken.

Vielleicht wirft Ihr Partner die Trennung aber auch nur als blanke Provokation in den Raum. Ihr Partner versucht Sie dann damit zu verletzten und drückt damit seinen Unmut aus. Doch was könnte dahinter stehen? Wissen Sie es bereits? Die Trennung anzusprechen ist eine Möglichkeit Verzweiflung, Wut und Trauer auszudrücken. Sehr produktiv ist dieses

Vorgehen allerdings nicht. Hier hilft nur das gemeinsame Reden und herauszufinden, was die Ursachen sind. Das lässt sich vielleicht nicht auf Anhieb lösen, aber dann fordern Sie von Ihrem Partner, dass er seine Ohnmacht anders ausdrückt. Sie können ausmachen, dass er in einem solchen Fall dann die Situation mit einem Zeichen verlassen darf und Sie das Gespräch erst später fortsetzen. Sollte Ihr Partner nicht so kooperativ sein, dann stellen Sie deutlich klar, dass Sie das verletzt und es notfalls auch Konsequenzen haben wird.

...wir reden nicht mehr wirklich miteinander

Ihre Kommunikation nahm in der Vergangenheit also irgendwann einmal ab. Es wurde immer weniger, bis es schließlich nun soweit ist, dass Sie eigentlich nur noch aneinander vorbeileben. Die Worte zwischen Ihnen sind belanglos geworden. Wie konnte es soweit eigentlich kommen, fragen Sie sich vielleicht. Und Sie fürchten, dass Sie nun eigentlich vor dem Ende Ihrer Partnerschaft stehen.

Es gibt verschiedene Wege in die Sprachlosigkeit einer Beziehung, aber doch sind alle ähnlich. Mit der Sprache teilen wir uns mit und teilen unser Selbst auf diese Weise mit unserem Partner. Jedes Wort, das wir sprechen, macht uns auch verletzlich. Es kann gegen uns verwendet werden oder es kann uns traurig machen, weil wir das Gefühl haben, dass es gar nicht erst wahrgenommen wird.

Ein Wort, das wir gesprochen haben, aber das gar keine Bedeutung für unseren Partner hat, das macht traurig und führt dazu, dass wir weniger sprechen, um weniger enttäuscht zu werden. Dabei wäre es doch auch möglich anzusprechen, wie es dazu kommt, dass die Worte ungehört bleiben. Es könnte auch sein, dass wir nur der Ansicht sind, dass die Worte nicht gehört und wahrgenommen werden. So könnte dies geschehen, wenn wir anderen auf eine bestimmte Weise zuhören und nun erwarten, dass andere genau das gleiche Verhalten an den Tag legen. Wenn Gabi selbst zu dem Gesagten des Gegenübers bestätigend nickt und brummt, kann sie sich allein deswegen ungehört fühlen, weil ihr Klaus das nicht tut.
Die Kommunikation zwischen den Partnern ist immer Missverständnissen ausgeliefert. Das lässt sich nicht vermeiden und das passiert auch in der besten Partnerschaft. Wichtig ist jedoch, dass auch über das Gesprochene geredet werden kann. Wenn zwei Menschen eine Beziehung haben, dann muss bei diesen auch die Kommunikation selbst zum Thema werden können, wenn Sie sich dauerhaft verstehen wollen. Bei unserem vorherigen Beispiel müsste Gabi also Klaus nach dem vermuteten Nichtzuhören nachfragen. Klaus würde dann verwirrt erklären, dass er noch in seinem ganzen Leben nicht bestätigend genickt und gebrummt hätte, sich dabei aber wirklich nichts gedacht hätte. Menschen sind anders und wir sprechen mit den gleichen Worten oft doch eine völlig andere Sprache, das bedarf der Klärung und die muss es in einer Partnerschaft auch geben, damit Sie auch weiterhin

funktionieren kann. Geschieht dies nicht, dann gerät immer mehr Sand ins Getriebe.

Kommunikation kann aber auch zum Erliegen kommen, weil ein Partner den anderen nur schwer so akzeptieren kann, wie er ist. Er zwingt damit den anderen, einen großen Teil dessen, was er eigentlich gerne sagen würde, erst gar nicht zu erwähnen. Sätze bleiben dann ungesprochen, weil Sie nicht erlaubt sind. Dies sind die Tabuthemen in eine Beziehung. Umso mehr Tabuthemen es in einer Partnerschaft gibt, umso schwieriger gestaltet sich das Miteinander. Tabus zu haben, bedeutet, dass man Dinge ausklammert, ignoriert, nicht wahrhaben will, nicht akzeptiert. Derjenige, der sich also mit seiner Persönlichkeit und seinen Wünschen in einem Tabu des Partners befindet, also darüber nicht sprechen kann, wird damit bestraft und damit als der Unterlegene charakterisiert.

Ein weiter Grund für das Erliegen der Kommunikation ist, dass wir mehr und mehr aneinander vorbeileben. Kommunikation braucht seinen Platz und seinen Raum in der Partnerschaft, wenn man dieser keinen Platz bietet, dann kann Sie auch nicht bestehen.

Hinter der Sorge, dass man nicht mehr miteinander redet und deswegen die Beziehung zum Scheitern verurteilt sein könnte, verbirgt sich auch die Angst, dass es doch etwas geben könnte, dass es eine bestimmte Ursache und einen Grund geben könnte. Solange man aber die Kommunikation nicht nutzt, bleibt dieser auch verborgen. Die Stille zu durchbrechen kann gerade deswegen eine

Hürde sein, weil befürchtet wird, dass dann eine Wahrheit ans Tageslicht kommt, die uns gar nicht gefällt.
Das Beste, was es gibt, um die Kommunikation wieder herzustellen, ist diese auch wieder zu betreiben und sich nicht vor den Konsequenzen zu fürchten, denn ein endloses Anschweigen ist ein passives Abwarten des Beziehungsendes.

...wir haben keinen Sex mehr

In der modernen Gesellschaft gilt Sexualität selbst bis ins hohe Alter als völlig normal. Es wird sogar immer mehr erwartet. In den Medien ist Sexualität etwas, das man nicht nur hat, sondern, wenn man etwas auf sich hält, auch besonders lange, oft und auf ganz besondere Art und Weise „betreibt". Selten wird jemand etwas anderes zugeben. Sex hat alles zu sein, aber nicht langweilig und auf keinen Fall Routine. Würden wir die gleichen Erwartungen an unser Essen haben, dann wäre die Menschheit vermutlich längst verhungert. Beim Sex sind die Erwartungen anders.
„Schlechter" Sex ist ein Tabuthema, dabei muss in einer funktionierenden Partnerschaft der Sex gar nicht immer perfekt sein. Er muss nicht jeden Tag stattfinden und er muss nicht einmal besonders lange sein. Er sollte nur in der einen oder anderen Weise für beide befriedigend sein. Eine Partnerschaft, in der die Sexualität vollständig eingebrochen ist und bei der dafür keine

medizinischen Gründe vorliegen, ist früher oder später zum Scheitern verurteilt.

Diesem Stellenwert von Sexualität scheinen Umfragen auf den ersten Blick zu widersprechen. Denn wenn hier Paare gefragt wurden, wie wichtig ihnen Sex ist, dann nimmt die Sexualität einen sehr untergeordneten Stellenwert ein. Das passt so zusammen: In unserer Gesellschaft werden wir auf der einen Seite zu Marathon-Sex angetrieben, aber es ziemt sich dagegen überhaupt nicht, zuzugeben, dass man Sex für besonders wichtig hält.

Ohne Sexualität fehlen biologisch gesehen die Botenstoffe, die die Beziehung auf hormoneller Basis stabilisieren. Ohne Sexualität bricht all das weg, was es uns normalerweise erheblich erleichtert, mit einer anderen Person überhaupt ein derartig verbundenes Verhältnis einzugehen.

Wenn in Ihrer Partnerschaft die Sexualität verloren ging, dann liegt es sehr nahe, dass auch etwas mit Ihrer Beziehung nicht in Ordnung ist. Es kann sein, dass der Druck zu groß ist oder es ist die Erwartung, immer nur großartigen Sex zu haben. Auch könnte sich ein Partner zu unattraktiv empfinden. Doch auch ganz andere Gründe kann diese Situation haben. Gerade weil Sie auf anderen Gebieten Probleme haben, kann es zum Ausbleiben der Sexualität kommen. Es bringt in diesem Fall sehr wenig, sich dem fehlenden Sex als Problem zu widmen. Betreiben Sie lieber Ursachenforschung!

Bei einem plötzlichen Rückgang der Sexualität ist außerdem auch schnell die Eifersucht im Raum, die Ahnung, dass der Partner vielleicht doch jemand anderes hat. Man fürchtet, dass man jegliche Attraktivität für den Partner verloren hat. Einer der beiden Partner leidet. Weil durch die mangelnde Sexualität die Kommunikation zwischen den Partner zusätzlich erschwert wird, fällt es besonders schwer, die eigentlichen Ursachen zu beheben.

...ich denke, mein Partner hat eine Affäre

Sie haben das Gespür oder die Vermutung, dass Ihr Partner eine Affäre hat? Wenn Sie bisher nur die Vermutung haben, es aber nicht genau wissen oder beweisen können, dann betreten Sie jetzt ein gefährliches Minenfeld. Ist Ihre Vermutung korrekt, dann könnten Sie seine Lüge aufdecken, aber wenn Ihre Vermutung nicht korrekt ist, Sie ihr Misstrauen bekunden oder auch spionieren, dann haben Sie unter Umständen danach große Erklärungsnot.
Sie vermuten also, dass Ihr Partner eine Affäre haben könnte. Eine solche Vermutung tritt meistens dann auf, wenn sich etwas unerwartet im Leben des Partners oder an ihm selbst verändert. Natürlich könnte man sich auch darüber freuen, wenn er plötzlich anfängt, die teuersten und besten Parfüms zu nutzen oder sie plötzlich auf figurbetonte Kleidung achtet, aber wenn das die letzte zehn Jahre nicht der Fall war und nun plötzlich doch, obwohl wir immer darum gebeten haben...?
Das Misstrauen ist da! Wenn es einmal erwacht ist, dann verfolgt es uns jetzt durch den ganzen Tag. Jede Handlung des Partners ist ein potenzieller Hinweis auf die Wahrheit, die er versucht hinter einer Lüge zu verbergen. Umso länger sich dieses Vermuten und Misstrauen hinzieht, umso mehr

gefährden wir damit auch die Partnerschaft selbst, besonders wenn es für das ganze Misstrauen keinen Grund gibt. Mit der permanenten Suche nach der eigentlichen Wahrheit sabotiert man mehr und mehr die eigene Beziehung. Deswegen ist es wichtig, dass diese Phase sich nicht über Monate hinzieht. Vermuten Sie allerdings eine Affäre und Ihr Partner streitet diese strikt ab, schiebt es sogar auf Ihre extreme Eifersucht, doch Sie können seinen Worten einfach keinen Glauben schenken, dann stecken Sie in einer schweren Krise. Diese Situation ist von gewaltigem Ausmaß, denn es gibt nun zwei Möglichkeiten. Entweder ihre Wahrnehmung spielt wirklich verrückt oder Ihr Partner führt Sie gerade gehörig an der Nase herum. Wenn Sie nun aber belogen werden, dann haben Sie zwar den richtigen Riecher, aber Ihnen wird vermittelt, dass Sie auf der falschen Fährte sind. Ein solcher Zustand ist kaum auszuhalten.

Die Situation muss auf die eine oder andere Weise geklärt werden. Sprechen Sie Ihren Partner, wenn Sie es noch nicht getan haben, erst einmal unverbindlich darauf an. Eine andere Herangehensweise ist, dass Sie über das Fremdgehen allgemein sprechen und die Ansichten Ihres Partner dazu hören wollen. Ihren Partner machen Sie hierbei gesprächiger, wenn Sie klar äußern, dass Sie die Sache wohl verzeihen würden, wenn es sich nicht über eine längere Zeit hingezogen hat. Hier geben Sie ihm die Chance auf einen Fluchtweg aus der ganzen „Affäre“. Was Sie dann mit der Wahrheit anstellen, das ist dann aber ja noch einmal eine ganz andere Sache.

Die ersten prüfenden Schritte können (wie im Falle bei der „Entdeckung“ des Parfüms) sein, sich erklären zu lassen, wie es zu dem neuen Lebenswandel gekommen ist.
Interessieren Sie sich einfach für die Dinge, denen Sie nicht trauen, anstatt diese gleich in Zweifel zu ziehen. Wenn Sie Ihren Zweifel aber direkt in Worte fassen, dann erscheint es als ein Angriff. Mit Interesse können Sie dagegen nahezu unbehelligt die Informationen suchen, die Sie jetzt benötigen. Es wird Ihnen helfen zu wissen, dass wenn Menschen lügen, sie sich im Gegensatz zu der Wahrheit jedes einzelne Detail ausdenken müssen. Das führt schnell nicht nur zu Widersprüchen zur Realität, sondern auch zur wahren Geschichte.
Bei einem angegebenen Kinobesuch, könnten die folgenden Fragen die nötigen Antworten liefern:
„Welchen Film hast du denn geschaut und war er gut?“
„War das Kino sehr voll?“
„Wann lief denn die Veranstaltung?“
Wenn der Film dann an diesem Tag gar nicht lief oder nicht um diese Uhrzeit, dann haben Sie schon mehr auf der Hand, als wenn Sie sofort daran zweifeln, dass Ihr Partner wirklich im Kino war. Geben Sie also Neugierde vor und bei ausreichend gesammelten Widersprüchen lohnt sich dann eine direkte Ansprache Ihrer Vermutung.

Sollten sich Ihre Vermutungen letztlich bestätigen, dann bedenken Sie: Sie haben eigentlich immer bessere Karten als die Affäre. Fordern Sie ein Ende der Affäre oder ein Ende der Beziehung und eine Aussprache über die Gründe und Ursachen. Wenn Ihnen die Beziehung jedoch etwas wert ist, dann sorgen Sie gerade jetzt nicht noch dafür, dass sich Ihr Partner in die tröstenden Hände seiner Affäre wirft, indem Sie ein Höllenspektakel inszenieren.

Situation 8: Mein Ex-Partner meldet sich einfach nicht!

Wenn Sie eine Kontaktsperre von sechs Monaten und mehr eingehalten haben, Ihr Ex-Partner sich nicht gemeldet hat, Sie keinerlei Kontakt hatten, dann haben Sie noch keinen Grund, die Hoffnung zu verlieren. Sondern wenn Sie wirklich, ich muss schon sagen, das Glück haben, bereits sechs Monate ohne jeglichen Kontakt zu sein, dann sind Sie bereit für eine etwas andere Methode.

Es handelt sich um eine Methode mit einer unglaublichen Erfolgsquote. Diese Methode wird normalerweise nicht absichtlich eingesetzt. Sie wird meist nicht bewusst genutzt, sondern geschieht einfach, ohne dass normalerweise überhaupt einer der Beteiligten davon Kenntnis nimmt. Das vielleicht größte Geheimnis, den Ex-Partner zurückzugewinnen, werden Sie auf den folgenden Seiten erfahren.

Der Recall

Nach mehr als sechs Monaten haben Sie eine Chance, die sich Ihnen erst jetzt eröffnet. Sie haben die Chance, Ihren Ex-Partner zurückzugewinnen, gerade weil Sie und Ihr Ex-Partner nun alle Chancen vielleicht begraben sehen.
Ich haben bereits erwähnt, dass diese Methode normalerweise nicht bewusst eingesetzt wird. Zuerst versetzen ich Sie deswegen in die Lage, diese Methode bewusst einzusetzen.
Dafür brauchen Sie ein wenig Vorbereitung. Sie müssen wissen, wo Ihr Ex-Partner momentan wohnt. Vielleicht ja noch am gleichen Ort. Finden Sie es heraus. Allerdings ohne, dass Ihr Ex-Partner etwas von Ihren Nachforschungen mitbekommen kann. Wenn Sie Ihren Ex-Partner über sechs Monate nicht gesehen haben, dann haben Sie vermutlich seinen Bezirk auch gemieden. Das müssen Sie aber jetzt ändern. Sie brauchen nun einen Grund, sich genau dort aufzuhalten. Sie können auch jedes Mal den gleichen Grund dafür nutzen, denn Sie werde ihn nur ein einziges Mal erwähnen müssen.
Ziel ist, dass Sie Ihren Ex-Partner „zufällig" treffen. Das wird Sie vielleicht einige Zeit kosten. Aber es ist die Mühe wert. Haben Sie wirklich Erfolg und Sie treffen Ihren Ex-Partner auf eine Weise, die auch er für einen Zufall hält, dann werden Sie sehr wahrscheinlich ins Gespräch kommen. Ihr Ex-Partner wird neugierig sein und nach sechs Monaten wird er sich seiner Entscheidung zur Trennung gar nicht mehr so bewusst sein. Sie wird ihm weit weg erscheinen.

Auf diese Weise kommen viele Pärchen wieder zusammen, aber normalerweise eben aus Zufall. Doch Sie inszenieren die Angelegenheit mit diesem Wissen und haben damit Kontrolle über Ihr Schicksal! Sie vertrauen nicht auf den Zufall, sondern Sie werden selbst aktiv. Doch wenn Sie Erfolg haben, dann nehmen Sie dieses Geheimnis besser mit ins Grab. Niemand wird gerne manipuliert. Ihr Ex-Partner wird es nämlich für Zufall halten, und selbst nicht abergläubische Menschen rechnen dem Zufall doch unterbewusst eine gewisse Bedeutung zu. Das Treffen ist also etwas ganz Besonderes!
Bei diesem „zufälligen" Treffen ist jedoch wichtig, dass Sie einen der Gründe für die Trennung, ohne es direkt anzusprechen, auflösen. Wie das geht?
Nehmen wir als Beispiel, einer der Gründe für die Trennung war Ihre extreme innere Unruhe und Gereiztheit. Und bei dem Treffen streuen Sie ein, dass Sie gerade von Ihrem Yoga Kurs kommen, und Sie total Ihr inneres Gleichgewicht gefunden hätten. Für Sie ist die Herausforderung, dass Ihre Geschichte auch stimmen sollte.
Das Besondere in dieser Situation ist: Hier fällt es weg, dass Ihr Ex-Partner denkt, dass Sie ihn damit nur rumkriegen wollen. Alles, was sich gerade ereignet, ist für ihn ja gerade reiner „Zufall".
Jede Trennung hat andere Gründe, finden Sie den Hauptgrund für Ihre. Beim „zufälligen" Zusammentreffen radieren Sie diesen Grund ganz nebenbei aus. Ihr Ex-Partner wird den Köder nicht bemerken, den Sie ihm da gerade vor die Füße gelegt haben. Aber er wird es riechen und Hunger bekommen!

Dies ist der Weg, auf dem die meisten Menschen wieder zu Ihrem Ex-Partner zurückfinden, nur weil es der „Zufall“ so will. Mit diesem Tipp können Sie aber den Zufall in Ihre Hand nehmen.

Situation 9: Die Rückkehr zur Zweisamkeit

Den ersten Erfolg überstehen

Hurra! Sie haben also die ersten Erfolge?! Ihr Ex-Partner ist auf Sie zugegangen und sucht den Kontakt zu Ihnen. Sie könnten beruhigt dieses Buch zur Seite legen, wenn Sie nicht gerade jetzt Gefahr laufen würden, Ihren absolut größten Fehler zu machen.
Der Fehler wäre? Rollen wir die Sache von hinten auf: Sex. Man hat sich getroffen, geredet, verstanden, geküsst und ist im Bett gelandet – alles an einem Tag. Davor hat der Ex-Partner den Kontakt gesucht, immer wieder, ließ sich von nichts abbringen, er war richtig stur, er wollte unbedingt ein Wiedersehen. Die anfänglichen Kontaktversuche wurden noch ignoriert, die E-Mails nicht beantwortet, so wenig wie die wiederholten SMS Kontaktversuche, aber irgendwann kam dann doch dieser eine Anruf. Dann das Treffen und dann war alles zu spät. Man ist im Bett gelandet.

Nach dem schnellen Treffen, Reden und Sex an einem Tag wäre man wieder am Anfang: bei der Kontaktsperre. Man hätte lediglich den Entzug des Ex-Partners gestillt, aber man hätte ihn nicht wieder an sich gebunden.
Vor einem solchen schmerzhaften Fehler will ich Sie bewahren!
Wenn der erste Erfolg also eintrifft, habe ich die absolut perfekte Anweisung, die Sie vor all den schlimmen Fehler bewahren wird. Handeln Sie nach dem ersten Erfolg schnell, sonst ist es zu spät. Wer hier zu lange mit der angemessenen Reaktion zögert, der riskiert alles. Prägen Sie sich also gut ein, was Sie direkt nach dem ersten Erfolg zu tun haben:

Nichts!

Die Entdeckung der Langsamkeit

Umso schneller Sie versuchen, zurück zur völlig innigen und heilen Beziehung zu finden, umso eher werden all Ihre Hoffnungen enttäuscht!
Egal wie die Beziehung geendet hat und wer Sie beendet hat, nur eine langsame Wiederannäherung kann zu einem langfristigen Erfolg führen. Geben Sie sich diese Zeit, sich erneut kennenzulernen. Haben Sie den Mut, noch einmal neu anzufangen und bauen Sie nicht in den Ruinen der letzten Beziehung Ihr Camping-Zelt auf. Es kam zu einer Trennung und das nicht einfach so. Also ist es jetzt Zeit für etwas Neues und Stabileres.
Es mag noch so verlockend sein, einfach so zu tun, als wäre nichts passiert, nur ist das nicht der Fall. Wenn Sie zu schnell zum „Alten“ zurückkehren,

dann gelangen Sie auch sehr schnell zum „Alten“ zurück, und das heißt zur Trennung!

Sie wurden verlassen oder haben verlassen und nun sind Sie auf dem Weg wieder ein Paar zu werden. Nur das geht nicht von heute auf morgen. Sie haben den Kontakt wieder und Sie haben vielleicht die Basis für einen Neuanfang, aber ein Neuanfang braucht eine beständige Grundlage. Eine, der sie beide vertrauen, die Ihnen beiden Sicherheit gibt und auf dem Sie Ihre neue Beziehung aufbauen können.

Sollten Sie also gleich beim ersten Treffen im Bett landen. Dann haben Sie etwas falsch gemacht. Und der nächste Tag, an dem Ihr Ex-Partner auch wieder darauf besteht, Ihr Ex-Partner zu sein, wäre eine erneute Schnittwunde in Ihrem eh schon geschundenen Herz.

Um zu einer Beziehung zu kommen, sind erneut all die kleinen Annäherungsschritte nötig. Gleich das Komplettpaket zu verschenken würde all Ihren Anstrengungen den Wert vernichten. Jeder kleine Schritt mehr Intimität sollte etwas Besonderes sein. Diese Annäherung braucht seine Zeit, damit all das, was Sie nun wieder miteinander teilen, etwas Besonderes ist und bleibt.

Beziehung führen leicht gemacht

Wenn eine Beziehung nie wirklich den Zustand erreicht, dass Sie funktioniert, dann gibt es viele Gründe, die zur Trennung führen. Allerdings wenn eine Beziehung einen glücklichen Anfang hatte und dann doch scheitert, obwohl eigentlich kein Partner die Trennung wirklich wollte, dann liegt es an der Kommunikation und/oder der Sexualität. Mehr Gründe gibt es dann nicht.
Die Kommunikation ist dabei ein sehr weites Thema. Es umfasst viele Aspekte einer Beziehung. Eigentlich alle, selbst die Sexualität.
Durch nichts neben der Sexualität können wir einen Menschen näher an uns heranlassen als durch die Kommunikation, aber durch nichts können wir diesen auch weiter von uns wegstoßen. Mit der Kommunikation drücken wir nicht nur aus, was wir denken, fühlen und wollen, sondern auch, was wir über unseren Partner denken.
Wenn es nach einer Trennung zu einem Neuanfang kommt, ist es spätestens an der Zeit, die alten Probleme endlich zu lösen. Wer mit der Beziehung einfach weitermacht, als wäre nichts gewesen, der steht schon nach kurzer Zeit vor einer erneuten Trennung. Zwei Menschen können so in einen regelrechten Strudel von Trennungen geraten. Viel Leid steckt in dem Satz: „Wir können nicht miteinander, aber auch nicht ohne einander."
Nach einer Trennung ist es also höchste Zeit, die eigene Beziehungsfähigkeit auf den Prüfstand zu stellen.
Die Kommunikation verbessern

Eine Beziehung ohne jegliche Kommunikation, welcher Form auch immer, ist schwer vorzustellen. Kommunikation ist die grundlegende Basis. Sie ermöglicht erst eine Beziehung.
Hat denn Ihre Kommunikation während der Beziehung funktioniert? Kommunikation ist wichtig. Sie das das Klebemittel für die Beziehung, die ein Paar zusammenhält. Denn selbst bei sehr vielen Ähnlichkeiten besteht das Paar doch aus zwei verschiedenen Personen, die sich nicht nur ein bisschen, sondern grundlegend unterscheiden. Die Erkenntnis sollte eigentlich nicht überraschen und tut es doch: Der andere ist wirklich anders!
Wenn eine Beziehung die ersten rosaroten Monate überstanden hat, dann fängt es an. Es fällt dann auf, dass der andere anders ist, andere Manieren kennt, unmögliche Meinungen vertritt. „Der ist ja gar nicht wie ich!“ stellt man verwirrt fest. Und nun beginnt der ganze Schlamassel. Die meisten Paare beginnen jetzt, sich über „richtig“ und „falsch“ zu streiten. Beide Seiten sind davon überzeugt, dass ihre Ansicht die richtige ist und der Streit ist vorprogrammiert.
Es gibt jedoch einen Ausweg aus diesem Dilemma: funktionierende Kommunikation. Wenn beide Paare sich über Ihre unterschiedlichen Ansichten ernsthaft auseinandersetzen, dann können Sie zu Verständnis für den Partner gelangen. Sie teilen dann zwar noch lange nicht seine Ansicht, aber Sie lernen zu verstehen, warum der andere so ist, wie er ist.

Die Kritik am Partner ist das Ende des Verständnisses. Kritik ist prinzipiell nicht weiter schlimm. Zwei verschiedene Personen können nicht dauerhaft ohne Kritikäußerungen auskommen. Sowohl das Zuviel als auch das Zuwenig an Kritik kann unnötige Schäden hinterlassen.

Das Zuviel passiert leicht, wenn fast all dieser Sätze mit „Du" anfangen: „Du bist gemein!", „Du bist ungerecht!" Viel besser wäre: „Ich finde, du bist gemein, weil …!" und „Ich fühle mich ungerecht behandelt!". Hier steht das „Ich" am Anfang des Satzes. So geht man von sich selbst aus und gibt auch dem Partner noch den Rederaum für seine Sichtweise. Die Du-Botschaft: „Du bist ungerecht!" kommt bei dem Partner als Angriff an, der direkt abgewehrt wird.

Das Zuwenig tritt dann ein, wenn ein Partner immer nur lieb und nett ist und es gar nicht zu einem Streit kommen kann. Das sorgt lediglich für eine scheinheilige Form der Harmonie, aber es löst keine Probleme! Oft sind Personen nach einer Beziehung „ohne" Streit darüber verwirrt, wie es soweit nur kommen konnte. Keinen Streit zu haben bedeutet eben gar nicht, dass es keine Probleme gibt. Die Konflikte treten nur nicht offen zutage. Oder Sie treten nur unterschwellig zutage und können so die Atmosphäre in der Beziehung vergiften.

Damit aus der Kritik aber erst gar kein ernsthafter Streit werden kann, ist es wichtig, bei der Kommunikation mit dem anderen partnerschaftlich und fair zu bleiben. Dazu zählt auch das Vermeiden von Du-Botschaften, das ich bereits erwähnte. Ebenfalls schadet man einer Beziehung, wenn man dem Partner generell keine positiven Rückmeldungen gibt oder ihn stattdessen sogar erniedrigt. Wer Kritik anbringt, der sollte in einer Partnerschaft auch darum bemüht sein, eine Lösung zu finden.

Die Kritik mit dem man den eigenen Partner konfrontiert, hat oft eine sehr interessante und auch seltsame Grundlage. Oft sind es gar nicht die Probleme des Partners, sondern es sind die eigenen, die sich aber im Konflikt mit dem Partner zeigen.

Eine Beziehung sorgt nicht nur dafür, dass wir einen anderen Menschen besser kennenlernen, sondern sie sorgt auch dafür, dass wir mehr über uns selbst erfahren. Gerade die Dinge am Partner, die uns selbst scheinbar in den Wahnsinn treiben, verraten oft eine Menge über uns selbst. Deswegen lohnt es sich oft erst einmal, auf sich selbst zu schauen. Dies sorgt bei einem bevorstehenden Streit nicht nur dafür, dass man erst einmal tief Luft holt, sondern auch, dass man zuerst schaut, warum dieser Punkt einem so in Rage treibt.

Sie könnten glauben, als Beziehungscoach sei man davor geschützt, Streit in der Partnerschaft zu erleben. Weit gefehlt! Meine Partnerin und ich müssen auch immer wieder ran und an unserer Beziehung arbeiten.

Désirée hat lange Zeit in unserer Partnerschaft geschimpft wie ein Rohrspatz. Dabei ging es darum, dass ich nach dem Wechseln der Kleidung die alte nicht in den Wäschekorb brachte, sondern liegen ließ. „Überhaupt“, wurde sie laut, „machst du immer nur Unordnung und ich bin das Aschenputtel, dass dir alles hinterherräumt!“ Dieser Konflikt kochte immer wieder hoch, bis zu dem Zeitpunkt, wo wir uns die Zeit nahmen, mal näher hinzuschauen. Bei unserem Gespräch wurde klar, dass sie selbst als Kind immer zur Ordnung aufgerufen wurde und großem Druck ausgeliefert war. Ein Teil in ihr wurde durch meine Unordnung daran erinnert und sie empörte sich dann. Sie hat auch Ordnung lernen müssen, da geht das doch nicht, dass ich so schluderig sei! Außerdem steckte noch etwas anderes hinter dem Schimpfen. Es schwingt in dem Vorwurf mit, sie fühle sich als Aschenputtel. Die eigentliche Verletzung, das eigentliche Gefühl dahinter ist: Sie hat Angst, dass ich ihre Arbeit, dass ich sie nicht wertschätze.

Aus ganz persönlicher Erfahrung kann ich mitfühlen, wie diffus solche Konflikte am Anfang scheinen, aber um wie viel schöner es ist, gemeinsam die Ursachen zu erforschen und ein Problem zu lösen.

So seltsam es ist, wenn es in einer Beziehung zu einem Streit kommt, dann sind es eben meist nicht jene Themen, die wirklich Anlass zu einem Streit geben, sondern Dinge, die meist viel mehr mit uns selbst zu tun haben.

Um jedoch überhaupt hinter solche Mechanismen schauen zu können, müssen Partner nicht nur miteinander reden, sondern auch darüber diskutieren, wie sie miteinander reden.

Nach dem Beginn einer Beziehung gibt es oft von einer oder von beiden Seiten das Bedürfnis, dass man sich in einigen Gebieten anpasst oder annähert. Hier spielt der Wunsch nach dem perfekten Partner mit, aber auch nach einer größeren Verbundenheit. Zugeständnisse braucht jede Partnerschaft, deswegen muss es aber noch lang keine Selbstaufgabe werden. Wer seine Persönlichkeit nicht verteidigt, der wird nicht attraktiver, sondern viel mehr langweilig und unterlegen.

Die Sexualität auf dem Prüfstand

Die Sexualität wurde irgendwann einmal befreit, aber seither sind einige Jahrzehnte vergangen. Sexualität ist inzwischen gar nicht mehr so frei, sondern wie und was sie zu sein hat, wie oft, wie lange und wo sie stattfindet, das liest man inzwischen in jedem Supermarkt in der Zeitschriftenabteilung. Je nach welchem Magazin man sich dann aussucht, kann man sich das zum eigenen Umfeld passende Sexleben anlesen. Weitere Artikel verraten, wie man auch das eigene Sexleben perfekt macht. Auch Pornofilme bieten ausreichend Fortbildung. Die digital retuschierten Models führen uns dann noch vor, wie Mann oder Frau dabei auszusehen haben. Bei all den Ansprüchen, Erwartungen und Forderungen, ist es beinahe verlockend die Nachttischlampe auszumachen und sich schlafend zu stellen.

Die Leistungsgesellschaft ist im Schlafzimmer angekommen! So bleibt überhaupt erst keine Zeit die eigenen Vorlieben und die des Partners herauszufinden, die stehen schließlich in keinem Magazin. Die Medien trimmen uns so sehr auf ein fest definiertes Bild von Schönheit, dass sich die Partner oftmals eher vor einander verstecken, als den Körper des anderen auch wahrnehmen und genießen zu können. Es ist soweit gekommen, dass wer die Schwangerschaftstreifen seiner Frau schön findet, schon beinahe als pervers gilt!

Die Kommunikation spielt auch für die Sexualität eine Rolle, das wissen Sie nun schon. Sexualität ist ein Gegenseitiges erkunden und bei vielem mag der Stöhn-Navi behilflich sein, aber die Sexualität des anderen kennenzulernen, bedeutet mehr als nur diesen akustischen Signalen zu folgen. Es erfordert, darüber zu reden und reden zu können.

Viele Menschen, die eine an sich nach außen glückliche Beziehung führen, haben trotz ihrer langen Beziehung keine Ahnung von den sexuellen Vorlieben und Bedürfnissen ihres Partners. Und weil das so ist, kann es früher oder später passieren, dass diese Paare sich mehr und mehr fremd werden und sich letztendlich trennen. All das hätte aber niemals passieren müssen, wenn sie miteinander über ihre eigene Sexualität gesprochen hätten.

Ein Hindernis, warum Partner lieber schweigen, als offen und frei über ihre eigenen sexuellen Vorlieben zu sprechen, ist die Angst, dass Ihre Offenheit dann gegen sie gerichtet wird. Sich auf den Partner wirklich einzulassen, ihm wirklich zu vertrauen, das fällt nicht leicht. Dagegen sich auf vorgefertigte Richtlinien von Sexualität einzulassen, ist weit weniger riskant, als sich selbst wirklich zu offenbaren. Für eine glückliche Zukunft muss es aber „riskiert" werden. Berauben Sie sich nicht der Erfahrung, sich fallen lassen zu können.

Selbstaufgabe

Wenn ein Partner flieht, die Beziehung definitiv hinter sich lassen will, dann gibt es noch andere Gründe. Oft endet eine Beziehung gerade dann, wenn sich ein Partner zu sehr angenähert hat, zu sehr alles in seinem Leben nach dem anderen ausgerichtet hat. Gerade weil er sich nach dem gerichtet hat, was der andere vielleicht schon immer von ihm eingefordert hat, ist er nun nicht nur zu einer Last geworden, sondern auch noch extrem langweilig.

Wer sich stark dem Partner anpasst und sich auf ihn fixiert, fordert damit nämlich auch, dass der andere permanent für ihn da sein muss. Und das wird dem anderen irgendwann zu viel. Er kann sich zwar über die Liebe des Partners absolut sicher sein, aber gerade deswegen wird die ganze Sache zusätzlich uninteressant.

Was eine Beziehung zusammenhält, ist eben gerade nicht die absolute Sicherheit der Beziehung, sondern dieser kleine Riss der Ungewissheit. Mit anderen Worten, eine Beziehung, die keine Eifersucht kennt, ist so gut wie verloren. Ohne Eifersucht kann eine Beziehung nicht funktionieren, denn entweder würde man dann den anderen nicht wirklich lieben, oder dieser Riss der Ungewissheit wäre völlig geschlossen, aber das wäre eigentlich nur möglich, wenn sich ein Partner völlig aufgibt. Die Ungewissheit lässt uns an den Partner denken, die Ungewissheit schürt nicht nur die Eifersucht, sondern

lässt uns auch schmerzhaft spüren, dass wir lieben. Dies frischt aber gerade die Liebe zum Partner auf. Es vergrößert eben nicht den Abstand zwischen den Partnern, sondern stärkt den Wunsch, mit dem Partner zu sein.
Zudem wird aus dem Partner, der sich nach all den Wünschen des Partners richtet, in den allermeisten Fällen nicht ein noch perfekterer Beziehungspartner, sondern der Ex-Partner. Selbst wenn es gar nicht soweit geht, dass hier der andere zum Fixstern und Lebensmittelpunkt wird. Es ist zwar absurd, aber wenn unser Partner unser komplettes Wunschprogramm der Änderungen, die wir gerne an ihm hätten, ausführt, dann ist er für uns einfach nur noch extrem langweilig und unattraktiv. Ein gesunder Mittelwert zwischen dem, was der Partner sich von uns erwünscht und dennoch bei uns selbst zu bleiben, ist deswegen ein guter Begleiter für eine lange und glückliche Beziehung.

Der biologische Irrtum

Nicht selten passiert es auch, dass ein Partner sich von seinem Partner trennt und er sich über diese Entscheidung auch absolut sicher ist, er aber lediglich einem biologischen Irrtum unterliegt.

Was soll das sein?
In der Vergangenheit war es einmal alles völlig anders. Und für die genetische Entwicklung der Menschheit ist diese Vergangenheit noch gar nicht so lange her. Für die Menschheitsgeschichte sind jedoch Ewigkeiten

vergangen. Wir steuern auf eine Welt zu, die nicht nur von Gleichberechtigung von Mann und Frau geprägt ist, sondern die auch mehr und mehr darauf hinausläuft, dass eigentlich eine Frau die besseren Chancen hat.
Früher konnte der Mann für die Familie sorgen, er war derjenige, der die Existenz sicherte und die Frau, war jene, die die Existenz angenehm für die Familie machte. Heute ist das aber gar nicht mehr der Fall. Ein Mann kann immer seltener den Part einnehmen, dass er die Existenz sichert. Es gibt immer mehr Frauen, die (auch unbedingt verdientermaßen!) in die höchsten Positionen vordringen. All das wäre kein Problem, doch umso höher die Position der Frau ist, umso höher ist auch die Erwartung an Ihren Partner. Was kann aber ein männlicher Partner noch an Versorgungspflichten übernehmen, wenn sich Frau bereits alles selbst erarbeitet hat?
So kommt es nun zu Trennungen, weil der Mann nicht den Ansprüchen der Frau genügen kann und Frauen trennen sich von ihren Männern, weil Sie bei diesen nicht das Gefühl haben, gut aufgehoben zu sein.
Daraus folgt: Die Männlichkeit ist angegriffen, aber auch das Glück der Frauen. Denn es ist ja ein genetisches Erbe, dass sich die Frau einen Versorger wünscht. Nur was, wenn sie bereits „überversorgt“ ist?
Die Gesellschaft hat sich gewandelt und zwar massiv. Männlichkeit muss sich nun auf andere Weise behaupten und das geschieht nicht selten über Aggression. Eine Aggression, die aber nicht nur überflüssig ist, sondern auch

für das Ende einer Beziehung sorgen kann. Dennoch ist es einer der letzten Rückzugsorte, die Übergelegenheit der männlichen Körperkraft, trotz der gewandelten Gesellschaft, bleibt diese bestehen. Daraus können nur Probleme entstehen, die scheinbar unüberwindlich sind. Doch wer trägt denn dann eigentlich die Schuld?

Wenn eine Beziehung funktionieren soll, dann bedenken Sie, dass diese grundlegenden genetischen Faktoren vorhanden und zu berücksichtigen sind. Die Frau braucht den „Versorger". Doch dies lässt sich auch organisieren, ohne dass sowohl die Männer als auch Frauen darunter leiden müssen. Der erste Schritt dazu wäre, diesen Umstand einfach anzuerkennen. Infolge des Feminismus ist es der Wunsch geworden, dass Mann und Frau gleichberechtigt sind. Das ist auch gut! Aber wie führt man nun eine Beziehung? Das ist eben damit nicht geklärt!

Die Lösung ist eigentlich simpel. Wenn man sich erst einmal darüber bewusst ist, dass dieser Wunsch einfach da ist, dann kann man ihn auch „spielen". Die Frau braucht in der Regel das Gefühl, dass der Mann sie versorgt, aber es spielt dabei keine Rolle, ob das nun wirklich so ist oder nicht. Es kommt lediglich auf den Moment an. Wären Sie also eine Frau und würden in ein Restaurant gehen, dass viel zu teuer für Ihren Partner wäre, dann klären Sie doch einfach vorher ab, dass Sie ihm das Geld geben, aber er das Essen bezahlt.

Und das soll einen Unterschied machen, mögen Sie denken und den Sinn an diesem Unternehmen bezweifeln.. aber es macht eben sehr viel Sinn. Es sorgt dafür, dass eine Partnerschaft stabil bleibt, dass Sie viele Jahre und Jahrzehnte übersteht. Es ist zwar scheinbar nur ein „Spiel“, aber gerade dieses sorgt für ein Glück, das sonst verloren gehen würde.

Situation 10: Ex-Partner endlich vergessen – wie mache ich das?

Vorbereitungen

Bevor Sie damit beginnen können, Ihren Ex-Partner abzuhaken, gilt es aufzuräumen und zwar zuerst in Ihrer Wohnung, erst dann in Ihrem Kopf. Es mag Ihnen zwar neuen Schmerz zufügen, aber der Verlobungsring oder das Bild vom letzten Urlaub in Griechenland hat nichts mehr in Ihrer Wohnung zu suchen. Werfen Sie weg, von was Sie sich trennen können, den Rest packen Sie in eine Kiste und stellen Sie diese in den Keller. Leider ist gerade diese Kiste im Keller auch ein idealer Anlass für einen Rückfall in den Liebeskummer, besser wäre es eigentlich, Sie würden erst gar nichts dort verstauen müssen. Aber da das die meisten zumindest am Anfang nicht schaffen, kann ich Ihnen nur raten, zumindest all das, was Sie an Ihren Ex-Partner erinnert, aber noch nicht in den Müll kann, in einer Kiste zu verstauen

und dort einzulagern. Im Keller hat die Kiste dann zu bleiben. Und auch diese gehört früher oder später entsorgt.
Heute ist der Computer wohl der Ort, der neben Ihrer Wohnung am meisten von Ihrem Ex-Partner verseucht ist. Auch hier gilt: Aufräumen. Es wird Ihnen kaum den Liebeskummer erleichtern, wenn der Ex-Partner Ihnen ständig auf dem Bildschirm entgegenstrahlt. Oder die Bilder der Digitalkamera darauf lauern, Sie an Ihre Partnerschaft zu erinnern. Umso gründlicher Sie Ihr Leben von den Erinnerungen befreien, umso leichter wird es Ihnen fallen, Ihren Liebeskummer zu überwinden. Verfallen Sie nicht dem Denken, dass Sie Ihrem Ex-Partner ein Unrecht antun, wenn Sie die Dinge, die Ihnen geschenkt werden nun wegwerfen oder im Keller verstauen, um Sie dann später wegzuwerfen.

Trauern und Aufstehen

Der nächste Schritt hört sich schlicht an: Stehen Sie auf. Machen Sie Ihre Wohnungstür auf. Gehen Sie raus. Atmen Sie die Luft ein. Wenn Sie wollen, können Sie sich nun selbst noch zusprechen: „Ich bin frei, mein Leben ist schön und ich habe meinen Weg gefunden.“
Haben Sie etwas vor Ihrer Wohnungstür entdeckt, das Ihnen besonders gefällt? Vielleicht einen Baum oder einen Vogel im Garten? Eine Person, die zufällig vorbeilief, das Lachen einer Person, die Sie gar nicht gesehen haben? Haben Sie etwas Schönes gesehen oder ist die Welt grau und trist? Sie können

doch nur an Ihren Ex-Partner denken? Das ist in Ordnung. Aber wir stehen ja noch am Anfang.

Der erste Schritt zur Besserung ist anzuerkennen, dass es Dinge gibt, die Ihnen gefallen oder gefallen könnten, die Sie schön finden, die Ihnen Vergnügen bereiten. Damit sind Sie doch einverstanden?

Liebeskummer ist niemandem unbekannt. Er kann absolut schlimm und grausam sein. Er ist wohl einer der intensivsten Gefühle, die man haben kann. Und man würde schlicht alles tun, damit dieser endlich verschwindet. Eine Lösung ist natürlich, den Ex-Partner zurückzugewinnen. Manchmal sieht man aber einfach ein, dass es kein Zurück gibt. Zum Beispiel wenn Gewalt in der Beziehung vorkam. Es gibt viele Gründe, die es einfach nur wünschenswert machen, dass dieser tiefe Kummer so schnell wie möglich für immer ausgemerzt wird.

Der letzte Schritt war bis hierhin, dass Sie Ihre Wohnung verlassen sollen. Und sicherlich haben Sie diesen Schritt nur gelesen, aber ihn nicht wirklich selbst ausgeführt. Selbst wenn Sie darüber nachgedacht haben, hat Ihre Trauer Sie wohl dann doch davon abgehalten. Der schwierigste Schritt ist genau dieser, nämlich das Aufstehen und das Rausgehen. Wenn dieser erst einmal gemacht ist, dann fällt der Rest gar nicht mehr so schwer. Der Schmerz bleibt, aber man gibt ihm auch die Chance, dass er nach und nach abnimmt. Dem Liebeskummer nachgehen bedeutet auch, dass man dazu neigt, allem Schönen im Leben aus dem Weg zu gehen. Man hat erst gar nicht das Interesse, diese

Situation zu verlassen, weil Sie in diesem Moment als angenehmer erscheint, als sich mit der Welt da draußen auseinanderzusetzen.
Aber Sie wollen Sie Ihren Liebeskummer doch wirklich bekämpfen? Sie wollen, dass Sie sich wieder besser fühlen? Wenn Sie das nicht wollen, dann wäre dies doch auch in Ordnung, dann sind Sie schlicht noch nicht bereit diese Schritte zu tun. Es bringt dann auch nichts, wenn Sie versuchen diese „abzuarbeiten". Sie müssen mindestens soweit sein, dass Sie das Interesse haben, den Liebeskummer zu bekämpfen.
Lesen Sie gern weiter, egal, ob Sie nun schon so weit sind. Der Schritt aufzustehen, fällt schwer. Ja, es fällt vielleicht sogar schon schwer aufzustehen, um nur den Briefkasten zu leeren. So wäre auch das ein Schritt. Doch es wäre nur ein Anfang. Das Aufstehen soll Sie auch zu Freunden führen, zu Veranstaltungen, die Sie gerne besuchen würden. Und wenn Sie denken, dass jeder Ort gleich schlecht ist, dann haben Sie so gesehen ja auch nichts zu verlieren, denn ich versichere Ihnen, dass Ihnen das Aufsuchen anderer Ort helfen wird und das hat seine Gründe!
Wenn Sie Ihren Ort wechseln, dann stehen Sie nicht nur auf, sondern Sie bemühen sich um Abwechslung. Sie setzen sich anderen Eindrücken aus und sehen damit Neues. Nicht aufzustehen, in Gedanken zu bleiben, das ist dagegen die Weigerung, überhaupt etwas Neues zu sehen. Es muss Sie überhaupt nicht entmutigen, wenn Sie nun aufgestanden sind und etwas

unternommen haben, es Ihnen aber überhaupt nicht gefallen hat. Eine Sofortheilung gibt es nicht.
Sind die Schritte des Aufstehens und Fortgehens einmal geschafft, dann wiederholen Sie diese. Achten Sie dabei darauf, dass Sie hierbei nicht immer das Gleiche tun. Wenn es Ihnen am Anfang besonders einfach fällt, etwas ganz Bestimmtes zu tun, dann tun Sie das, aber auf Dauer sollten Sie das so schnell wie möglich ausweiten.
Wenn Sie das Rausgehen in Angriff nehmen, dann nehmen Sie doch auch eine kleine Aufgabe mit auf den Weg: Finden Sie etwas, das Ihnen gefällt, und schreiben Sie es auf. Dabei ist es völlig egal, was es ist. Vielleicht kommt Ihnen auf dem Weg auch nur ein schöner Gedanke. Das zählt auch!
Ich habe Ihnen empfohlen, das Haus wieder zu verlassen, andere Menschen zu treffen, das Schöne zumindest in Details wieder im Leben zu sehen. Doch wie sieht es mit der restlichen Trauer im Herzen aus?
Ich rate Ihnen, nehmen Sie sich auch für diese Zeit, lassen Sie diese Trauer zu, aber geben Sie ihr jetzt nicht mehr das Recht Ihren ganzen Tag zu bestimmen. Es ist völlig in Ordnung, dass Sie trauern und es gehört dazu, um die Trennung zu verarbeiten.
Der Liebeskummer ist oft seltsam, denn selbst einem Menschen kann man nachtrauern, der einen schlecht behandelt hat. Das hat etwas damit zu tun, dass man sich schlicht an diesen Menschen gewöhnt hat.

Zunächst ist alles anders und das kann Angst machen. Das, was Sie gewohnt waren, ist weggebrochen. Doch das können Sie überwinden. Und wenn Sie das geschafft haben, dann können Sie Ihr Leben auch so ausrichten, wie Sie es möchten.

Jetzt sind Sie noch auf Entzug. Das ist keine Umschreibung, sondern das ist genau das, was in Ihrem Gehirn gerade vor sich geht. Sie sind das gerade wirklich. Ihnen darf es also schwerfallen. Sie dürfen an die Beziehung zurückdenken, Sie dürfen dieser nachtrauern. Auch wenn andere Ihnen versuchen mitzuteilen, dass Sie dass doch endlich vergessen sollten, weil das doch sowieso nur schlimm für Sie war. Ja, das mag ja auch sein, und das sollten Sie auch nicht aus den Augen verlieren, aber Sie müssen sich erlauben auch trauern zu dürfen. Damit werden Sie mit jedem Tag näher dahin kommen, dass Ihr Liebeskummer verschwinden wird. Es wird ein langsamer Prozess sein, aber er wird zum Erfolg führen.

Es gibt hier verschiedene Irrtümer, die gerne von Bekannten und Freunden in die Wunde gestreut werden. Einer davon ist, dass man sich nur komplett ablenken muss, es einfach abhaken und vergessen soll, dass man doch froh sein soll, dass nun endlich Schluss ist. Es werden so viele Dinge geraten, die einem leider nur noch mehr traurig machen. Was bringt es geraten zu bekommen, dass man einfach vergessen soll, wenn man das nicht kann oder man froh sein soll, wenn man doch nur traurig ist. Diese Ratschläge führen dahin, dass man denkt, dass man niemals abschließen kann, weil diese ganzen Tipps nichts bringen.

Es wird aber irgendwann von ganz alleine passieren. Sie sollten sich hierbei keinen Druck machen. Sie müssen Aufstehen, sie müssen Rausgehen, Sie müssen andere Menschen treffen und kennenlernen, aber Sie dürfen nicht von sich erwarten, dass Sie, wenn Sie sich unter andere Menschen begeben, nun gefälligst auch permanent glücklich sein müssen. Das müssen Sie nicht! Sie brauchen einfach die Zeit, die Sie brauchen.

Oft ist der kluge Rat auch, dass man sich einfach schnell jemand Neuen suchen soll. Auch das ist irreführend. Richtig daran ist jedoch, dass man nicht darauf verzichten sollte, mit dem anderen Geschlecht zu sprechen und Personen kennenzulernen, aber dabei kann es zuerst auch gut und gerne bleiben.

Sie können sich auch auf den Weg machen und sich vornehmen, dass Sie an diesem Abend zwei Namen zwei bisher fremder Personen kennenlernen. Wenn Sie schüchtern sind, dann können Sie auch über die Freunde Ihrer Freunde an eine solche Möglichkeit kommen. Wichtig ist nur, dass Sie viele Eindrücke von vielen verschiedenen Menschen sammeln.

Ihr Ex-Partner hat für Sie Qualitäten, die Sie momentan in keinem anderen Menschen sehen können. Niemand kann ihn momentan ersetzen. Sich einen neuen Partner zu suchen, was gerne geraten wird, ist deswegen meistens absolut ausgeschlossen. Das liegt daran, dass Sie noch völlig blind sind für andere potenzielle Partner. Sie nehmen diese erst gar nicht wahr. Gerade deswegen ist es wichtig, dass Sie eine Vielzahl an Menschen kennenlernen, die alle verschieden aber vielleicht auch interessant für Sie sein könnten. Es wird Ihnen dabei helfen, nicht mehr nur Ihren Ex-Partner zu sehen.

Liebe zum Abriss freigegeben

Wenn Sie Ihren Ex-Partner noch zurückwollen und nicht verzweifelt nach einem Weg suchen diesen endlich zu vergessen, dann lesen Sie bitte nicht weiter. Wenn Ihnen der bisher aufgezeigte Weg zum Überwinden ausreicht, auch dann lesen Sie nicht weiter. In diesem Kapitel nehme ich die „Liebe" komplett auseinander.

Liebe ist etwas Elementares in unserem Leben, die viele Bereiche in unserem Leben umfasst. Es gibt nicht nur DIE Liebe zum Partner. Doch gerade diese Liebe zum Ex-Partner ist inzwischen zu einem eitrigen, entzündeten Zahn geworden. Es ist höchste Zeit, dass er gezogen wird.

Noch lieben Sie diesen Menschen – aber was bringt Ihnen das? Dieser Mensch, hat Sie verlassen, hat Sie enttäuscht, hat Sie verletzt! Er kostet Sie nur noch schlaflose Nächte und selbst am Tag raubt er Ihnen Energie und Kraft!

Sie lieben diesen Menschen noch. Das ist, so kann man es sagen, die Diagnose und das Problem. Doch was ist dieser Liebeskummer denn eigentlich?

Eigentlich ist es nicht mehr und nicht weniger, als dass Sie gerade Entzug haben und zwar massiven Entzug! Die Produktion von Serotonin versiegt und der Dopamin- und der Phenylethylamin-Spiegel gehen richtig in den Keller. Wie ein Junkie hoffen Sie auf den nächsten, wiedervereinigenden Kuss von Ihrem Ex-Partner.

Einen anderen Partner zu finden, das geht ja nicht, denn Sie können Ihren Ex-Partner ja nicht vergessen, weil … - Vergessen Sie diese Argumente! Es liegt nicht daran, dass er der wundervollste Mensch ist, der schönste, der klügste, der einfühlsamste. Nein, es liegt daran, dass Sie gerade einen unglaublichen Entzug durchmachen.

In diese Abhängigkeit sind Sie zwar wirklich einmal hineingeraten, weil Ihr Ex-Partner gewisse Eigenschaften hatte, aber auch hier sollten Sie nicht voreilig sein.

Listen Sie doch einmal die positiven Eigenschaften an Ihrem Ex-Partner auf, warum Sie ihn noch „lieben". Und wenn Sie das getan haben, dann überprüfen Sie jeden dieser Punkte, ob das denn wirklich der Fall war. Fragen Sie notfalls Freunde. Und sind diese Eigenschaften wirklich so einzigartig? Sie werden feststellen, da herrscht Widerspruch – zumindest nachdem die Rosarote-Brillen-Phase vorbei war. Sie „lieben" Ihren Ex-Partner nun vielleicht gerade trotz seiner Macken?

Der Entzug begann mit der Trennung vom „Ex-Partner" , seither bleibt Ihre tägliche Dosis aus. Und Ihnen ist es scheinbar nicht möglich einen anderen

Lieferanten zu besorgen. Sie lieben ja weiter Ihren Ex-Partner, wegen den Eigenschaften, die er dann doch nicht unbedingt wirklich hatte. Macht doch eigentlich alles keinen Sinn!

Und selbst nachdem nun Wochen und Monate vorbei sind, bleibt noch immer der Entzug und es wurde kein bisschen besser? Dann fehlt Ihnen die Hoffnung auf eine gleichwertige oder sogar bessere Alternative. Sie kleben in der „Liebe“ fest.

Wenn Sie jetzt denken: „Da draußen kann es doch gar niemanden geben, der meinen Ex-Partner ersetzen kann!“, dann haben Sie auch recht, aber Sie sollen gar nicht Ihren Ex-Partner ersetzen, sondern Ihre Botenstoff-Quelle. Ihnen wird dann dieser eine ach so „besondere“ Mensch danach plötzlich gleichgültiger sein, als Sie es je für möglich gehalten hätten.

Raucher sind z. B. oft süchtig nach genau einer bestimmten Marke. Es muss genau die und die Sorte sein, weil die besonders „gut“ ist. Die Wahrheit ist aber wohl mehr, dass dieser Raucher eben genau nach dieser Sorte abhängig sind, sich an diese Sorte gewöhnt haben.

Vielleicht denken Sie nun: „…aber, mein Ex-Partner war wirklich ein ganz besonderer Mensch.“ Ok. Aber hier unterliegen Sie einer Täuschung. Ihr Ex-Partner war deswegen besonders, weil Sie ihn auch besonders gut kannten und er im Gegenzug Sie besonders gut kannte. Ihr Ex-Partner war zusätzlich auch noch Ihre Projektionsfläche für all die positiven Dinge, die Sie ihm angedichtet haben. Sie denken, das kam bei Ihnen nicht vor...? Ihnen fällt

bestimmt ein Streit ein, indem es darum ging, dass er Ihren Erwartungen nicht gerecht wurde! Sie haben in diese Menschen gewagt, das zu legen, was Sie sich gewünscht haben. Dies musste aber alles nie erfüllt werden, und dennoch wurde es verknüpft mit diesem Partner.
Welcher Mensch auf der Straße hat sofort die Chance auf diese Ebene der Bekanntschaft mit Ihnen zu kommen? Keiner!
All die Menschen auf der Straße, die eine potenzielle Ersatzquelle sein könnten, müsste man erst mühsam kennenlernen und diesen ganzen gefährlichen, verletzlich machenden und lästigen Ablauf hin zu einer festen Beziehung in Kauf nehmen.
Weil das so anstrengend wäre, haben Sie jetzt auch noch eine Menge Angst. Gerade aufgrund des Entzugs sind Sie geschwächt und besonders verletzlich. Sie können noch immer nur Ihren Ex-Partner sehen – selbst, wenn er gar nicht da ist, gar nicht da sein will, und Sie insgeheim sogar darüber froh sind. Für was soll dieser Kummer dann dauerhaft überhaupt nützlich sein?
Ein Grund wäre, dass eine Partnerschaft Probleme mit sich bringt, eine ganze Menge sogar, und dass es für die Dauer einer Partnerschaft auch darauf ankommt, die schwierigsten Probleme zu lösen, wozu eben auch eine kurzfristige Trennung zählen kann.
Doch es geht jetzt nicht mehr um Beziehungsarbeit. Es geht darum, dass Sie den Kopf frei bekommen und Ihre Augen wieder das sehen, was vor Ihnen ist: potenzielle Beziehungspartner.

Liebe mag entstehen wegen den Eigenschaften des anderen, aber Liebe ist nicht das Vorhandensein dieser Eigenschaften. Liebe kann zwar abnehmen wegen den alten oder veränderten Eigenschaften des anderen, aber sie basiert nicht darauf. Viele Menschen werden unverstanden, wenn Sie einen Menschen lieben, der Sie nicht nur schlecht behandelt, sondern auch noch schlägt. Möglich ist das, weil die bestehende Liebe nicht auf den Eigenschaften des anderen basiert. Doch diese Eigenschaften können die Liebe vergrößern oder verkleinern. Beschäftigen wir uns mit dem Verkleinern. Das wäre schließlich gesund! Sie wurden verlassen! Sie wurden enttäuscht! Sie wurden verletzt! Sie leiden seit einer viel zu langen Zeit! Alles spricht dafür, dass die Liebe nun auch langsam abfließen darf. Nur bei Ihnen, da herrscht Verstopfung. Der häufigste Grund dafür ist der Gedanke, dass die angeblichen „Eigenschaften“ des Ex-Partner nicht zu ersetzen sind. Ein Irrtum!

Wie viele Personen vom andere Geschlecht haben Sie in der letzten Zeit privat kennengelernt? Mit wem hatten Sie hier mehr als nur Small Talk? Denn wer soll Ihrem Ex-Partner denn bitte Konkurrenz machen, wenn Sie es erst gar nicht zulassen!

Während einer Beziehung macht das ja noch Sinn, denn wenn Sie keine zwei Meter durch die Stadt gehen können, ohne dass lauter potenzielle verlockende Beziehungspartner auf Sie warten, dann würde keine Beziehung besonders lange halten. Nur jetzt gilt es die Scheuklappen abzulegen.

Sie sind jetzt nicht mehr in einer Beziehung! Bereits im letzten Kapitel haben Sie gelesen, dass je mehr Menschen Sie kennen lernen, desto mehr Eindrücke können Sie verarbeiten. Das ist eine perfekte Technik, um Liebeskummer durchzustehen. Geben Sie den anderen Menschen eine Chance, dass Sie mehr von Ihnen erfahren.

Sie glauben an die eine und wahre Liebe? Sollte dem so sein, wie wurde Ihnen dieser Floh eigentlich ins Ohr gesetzt? Wie lange soll die Qual, die dadurch entsteht, denn noch andauern? Was wollen Sie überhaupt mit einem Menschen, der Sie verlassen hat? Wie hoch stehen überhaupt die Chancen, dass Sie diesem Menschen je wieder vertrauen können?

Es ist die Zeit gekommen, Abschied zu nehmen, nicht nur von Ihrem Ex-Partner, sondern auch von der Vorstellung wie einzigartig und unvergleichbar diese Liebe doch gewesen war.

Opfern Sie Ihr einzigartiges Leben nicht dem Irrglauben an die einzig wahre Liebe.

„Wenn du damit beginnst, dich denen aufzuopfern, die du liebst, wirst du damit enden, die zu hassen, denen du dich aufgeopfert hast.“

(George Bernard Shaw, Schriftsteller)

In diesem Sinne, genießen Sie sich, all das Schöne in Ihnen und das da draußen. Es ist da. Vielleicht verdecken noch Regenwolken den Himmel, aber dahinter scheint auch für Sie wieder die Sonne. Ehrenwort.

Das Beraterteam im Internet:
http://www.ex-zurueck-gewinnen.de
http://www.beraterteam.info

Das Beraterteam auf Facebook:
http://www.facebook.com/beraterteam

Tipp: bitte tragen Sie sich unbedingt völlig kostenlos und unverbindlich in unseren Newsletter ein. Sie erhalten zusätzliche Hilfestellungen, manchmal auch kostenlose Audio- oder Videodateien zum Thema Liebe, Partnerschaft und Expartner zurückgewinnen:
http://www.ex-zurueck-gewinnen.de/newsletter